内蒙古卫生职业院校课程改革规划教材

供中等卫生职业教育各专业使用

医护礼仪与人际沟通

主　编　冀洪峡

副主编　刘慧霞　王艳军　陈雪霞

编　者　（按姓氏汉语拼音排序）

陈皓月（呼和浩特市职业技术教育中心）

陈雪霞（内蒙古医科大学护理学院）

付　佳（锡林郭勒职业学校）

冀洪峡（内蒙古自治区人民医院）

李　锐（呼和浩特市卫生学校）

刘慧霞（内蒙古自治区人民医院）

王　艳（呼和浩特市卫生学校）

王艳军（呼和浩特市职业技术教育中心）

杨佼佼（内蒙古医科大学护理学院）

科学出版社

北京

内 容 简 介

本书是内蒙古卫生职业院校课程改革规划教材之一，在编写过程中，紧扣临床与教学实践，结合医护人员的专业特点，系统阐述了医护人员（较为侧重于护理专业）应掌握的礼仪知识及沟通理论在不同群体中的实际应用。理论简明扼要，内容丰富系统，每章有学习目标，开放性思考题，并配有适量图片。可开阔学生视野，提高学生的思维能力，同时利于学生掌握。通过正文叙述与典型案例和知识点的链接，强调实践技能的重要性，注重职业礼仪在临床和生活中的实际应用，使学习者能真正做到学以致用。

本书适用于中等卫生职业教育各专业学生使用。

图书在版编目（CIP）数据

医护礼仪与人际沟通 / 冀洪峡主编. —北京：科学出版社，2016.12

内蒙古卫生职业院校课程改革规划教材

ISBN 978-7-03-050258-2

Ⅰ．医… Ⅱ．冀… Ⅲ．①医药卫生人员－礼仪－中等职业教育－教材 ②医药卫生人员－人际关系－中等职业教育－教材 Ⅳ．R192

中国版本图书馆 CIP 数据核字（2016）第252488号

策划编辑：张 茵 邱 波 / 责任编辑：高 磊 / 责任校对：张凤琴
责任印制：赵 博 / 封面设计：铭轩堂

科 学 出 版 社 出版

北京东黄城根北街16号
邮政编码：100717
http://www.sciencep.com

天津市新科印刷有限公司 印刷

科学出版社发行 各地新华书店经销

*

2016年12月第 一 版 开本：787×1092 1/16
2016年12月第一次印刷 印张：10 1/2
字数：249 000

定价：24.00元
（如有印装质量问题，我社负责调换）

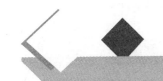

总 前 言

为贯彻《国家中长期教育改革和发展规划纲要（2010—2020）》《教育信息化十年发展规划（2011—2020）》精神，促进"适应需求、有效衔接、多元立交"的职业教育的体系建设，按照2014年教育部颁布的首批《中等职业学校护理专业教学标准（试行）》要求，内蒙古自治区教育厅于2015年初开始新一轮的课程改革工作。

在教育厅相关处室的指导下，在科学出版社的严密组织下，由全区医学职业院校专家学者、各类中等职业学校护理专业骨干教师、临床一线护理人员组成编写队伍，通过多次调研，在充分了解医学院校需求的基础上，对原有教材进行调整和改进，力求实用、新颖，更加贴近中等职业教育护理专业教学需求。

一、编 写 原 则

1. 按照专业教学标准安排课程结构

本套系列教材是为适应内蒙古自治区卫生职业院校学生就业、升学需求的教学目标编写的，严格按照专业教学标准的要求设计科目、安排课程。根据内蒙古自治区地方特点，在课程结构和教学时数上略作调整。全套系列教材分基础课、专业课、学习指导三类，共计36种。

2. 紧扣最新护考大纲调整内容

本套系列教材还参考了"国家护士执业资格考试大纲"的相关标准，围绕考试内容调整学习范围，突出考点与难点，方便学生在校日常学习与护考接轨，适应护理职业岗位需求。

3. 特色鲜明，贴近自治区教学实际

（1）解决了内蒙古自治区职业教育护理专业在培养目标、课程体系建设、教学内容、技能训练、质量评价等方面与学生就业岗位，特别是中职学生接受高一级职业教育过程中存在的脱节、断层或重复的问题，有利于形成衔接贯通、分工协作、优势互补的现代职业教育格局。

（2）综合参考多所院校教学实际，在教学安排、课程设置、实训指导等方面，顺应教学改革需要，满足学校需求。

（3）内容设计方面，以案例分析、链接、考点模块为特色，确保实用、够用。

（4）符合内蒙古自治区高等职业院校中等职业学校毕业生对口升学教学用书的要求。

二、教 材 种 类

本套系列教材计划出版36种，详见封底。

本套系列教材的编写，邀请自治区二十余所中高职院校、十余家医院参与，参编人员涉及的学校多、部门广、学科种类繁，力求实现教材与教学接轨，满足内蒙古自治区教学的地方特色需求。

编 者

2016年6月

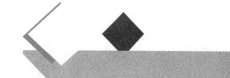

前　言

为了培养现代高素质的医护人员，我们组织国内部分大、中专院校多年从事礼仪形体教学的教师，编写了《医护礼仪与人际沟通》一书。本书从理论与实践两方面，全面阐明了医护人员应注意的礼仪修养和个人形体的训练，深入浅出，与临床工作和日常生活紧密结合，内容通俗易懂，图文并茂，具有科学性、思想性与实用性。

医护礼仪是一种建立在公共礼仪基础上的特殊礼仪，是研究医护工作者服务艺术的学问。中国自古以来就是礼仪之邦，护士作为没有翅膀的天使，更应该容貌服饰端庄大方、言行举止优雅得体。有人说，人间的美，十有七八是女人创造的，护士是女人中的天使，护士的一举一动更应是美的展现。随着系统化整体护理在临床实践中的应用和发展，要求护理人员除拥有丰富的专业理论知识和熟练的操作技能外，还应具有良好的仪容仪表及专业形象。因此，要进一步改进护理工作，提高护理质量，首先必须从塑造护士礼仪着手。

医护礼仪是建立在对病人的尊重、关心、理解、爱护的基础上，通过医务工作者的言谈、举止、表情、工作态度等，在临床工作实践中表现出来的一种美德和行为楷模。护理礼仪与形体训练是一门新型的综合性学科，汇集了现代护理工作者的交际礼节、个人修饰、人际关系、护患沟通技巧以及形体训练的有关知识成果，适应现代医院和社会发展的需要，对提高现代护理工作者的素质及缓解紧张的护患关系具有重要的作用。此外，护理礼仪对加强医疗战线的文明建设、提高医院的治疗水平、建设社会主义和谐社会也具有十分重要的意义。

在本版编写中，参考和引用了国内外大量有关礼仪方面的书籍，所有参编人员在承担繁重工作任务的同时，不辞劳苦，一丝不苟，反复磋商讨论与修改，科学出版社也给予我们大力的支持，终于使此书面世。

因为时间仓促，书中存在的疏漏和不足之处，恳望得到读者指正。

编　者
2016 年 5 月

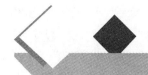

目　录

上篇 医护礼仪

第一章 绪 论

学习目标

1. 掌握礼仪的概念、原则及特点。
2. 了解礼仪的起源、发展史及学习礼仪的意义。

第一节 概 述

中国是一个文明古国，素来以温文尔雅、落落大方、谦恭礼让而著称于世。随着社会交往的日益扩大，礼仪在社会交往中的作用日益提高，文明交往成为世界各民族、各地区、各国的共同要求和愿望。礼仪是人类社会文明发展的产物，是人们社会交际活动的准则，它对于扩大社会交往，提高自身修养，促进社会主义精神文明和物质文明建设，具有极大的推动作用。

医疗卫生服务作为一个特殊的服务行业，已意识到职业礼仪修养对提高行业服务质量的重要性，对医务人员，尤其是对临床第一线与病人接触最多的护理人员加强礼仪修养教育，已成为护理教育不可缺少的重要课程。

一、礼仪的起源与发展

（一）礼仪的起源

1. **礼仪起源于祭祀**《礼记·礼运》中说"夫礼之初，始诸饮食。其燔黍捭豚，污尊而抔饮，蒉桴而土鼓，犹若可以致其敬于鬼神。"可见古代的人们即使只会用火烧烤食物，只有简陋的器具，也要进行虔诚的敬神仪式。古时祭祀活动不是随意地进行的，它是严格地按照一定的程序，一定的方式进行的。郭沫若在《十批判书》中指出："礼之起，起于祀神，其后扩展而为人，更其后而为吉、凶、军、宾、嘉等多种仪制。"这里讲到了礼仪的起源，以及礼仪的发展过程。

2. **礼仪起源于法庭的规定** 在西方，"礼仪"一词源于法语的"Etiguette"，原意是"法庭上的通行证"。古代法国为了保证法庭中活动的秩序，将印有法庭纪律的通告证发给进入法庭的每个人，作为遵守的规矩和行为准则。后来"Etiguette"一词进入英文，演变为"礼仪"的含义，成为人们交往中应遵循的规矩和准则。

3. **礼仪起源于风俗习惯** "礼"在此与"理"相通，"理"是指事物的必然性的道理。人们为了正常生存和发展，根据面临的生存条件，制定出合乎人类生存发展必然性和道理的行为规范，就是"礼"。"礼"是理性认识的结果。事物的礼落到实处，使之与世故习俗相关，所以又有了礼起源于俗的说法。荀子说："礼以顺民心为本……顺人心者皆礼也。"从理和俗上说明礼的起源。

（二）礼仪的发展

礼仪在其传承沿袭的过程中不断发生着变革。从历史发展的角度来看，其演变过程可以分六个阶段。

1. 礼仪的起源时期——夏朝以前（公元前 21 世纪以前） 礼仪起源于原始社会时期，在长达 100 多万年的原始社会历史中，人类逐渐开化。在原始社会中、晚期（约旧石器时期）出现了早期礼仪的萌芽。整个原始社会是礼仪的萌芽时期，礼仪较为简单和虔诚，还不具有阶级性。

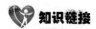 **知识链接**

生活在距今约 1.8 万年前的北京周口店山顶洞人，就已经知道打扮自己。他们用穿孔的兽齿、石珠作为装饰品，挂在脖子上。在他们去世的族人身旁撒放赤铁矿粉，举行原始宗教仪式，这是迄今为止在中国发现的最早的葬仪。

2. 礼仪的形成时期——夏、商、西周三代（公元前 21 世纪—前 771 年） 夏、商、西周时期，由中国原始社会末期向早期奴隶社会过渡，是我国古代礼仪形成、发展和成熟的阶段。在这个阶段，中国第一次形成了比较完整的国家礼仪与制度。如"五礼"就是一整套涉及社会生活各方面的礼仪规范和行为标准。古代的礼制典籍亦多撰修于这一时期，如周代的《周礼》《仪礼》《礼记》就是我国最早的礼仪学专著。

3. 礼仪的变革时期——春秋战国时期（公元前 771 年—前 221 年） 这一时期学术界百家争鸣，相继涌现出孔子、孟子、荀子等思想巨人，发展和革新了礼仪理论，系统地阐述了礼的起源、本质和功能，第一次在理论上全面而深刻地论述了社会等级秩序划分及其意义。他们提出了"礼治""仁政""隆礼""重法"等学说和主张。这些礼仪思想构成了中国传统礼仪文化的基本精神，对古代中国礼仪的发展产生了重要而深远的影响，奠定了古代礼仪文化的基础。

知识链接

孔子（公元前 551—公元前 479 年）是中国古代大思想家、大教育家，他首开私人讲学之风，打破贵族垄断教育的局面。他删《诗》《书》，定《礼》《乐》，赞《周易》，修《春秋》，为历史文化的整理和保存做出了重要贡献。他编订的《仪礼》，详细记录了战国以前贵族生活的各种礼节仪式。《仪礼》与前述《周礼》和孔门后学编的《礼记》，合称"三礼"，是中国古代最早、最重要的礼仪著作。

4. 礼仪的强化时期——秦汉到清末（公元前 221 年—公元 1911 年） 封建社会阶段，礼制的演变进入了礼仪时期，而且礼仪制度亦具有新的特点，即被打上了严格的等级制度的烙印，其主要作用仍是维护封建社会的等级秩序，为统治阶级的利益服务。这一时期的重要特点是尊君抑臣、尊夫抑妇、尊父抑子、尊神抑人，构成中华传统礼仪的主体。

知识链接

中国古代礼仪

兄弟行辈中长幼排行的次序。伯（孟）是老大，仲是老二，叔是老三，季是老四。古代贵族男子的字前常加伯（孟）、仲、叔、季表示排行，字的后面加"父"或"甫"字表示男性，构成男子字的全称，如伯禽父、仲尼父、叔兴父等。

孝，指对父母要孝顺、服从；悌，指对兄长要敬重、顺从。孔子非常重视孝悌，把孝悌作为实行"仁"的根本，提出"三年无改于父之道"、"父母在，不远游"等一系列孝悌主张。孟子也把孝悌视为基本的道德规范。秦汉时的《孝经》则进一步提出："孝为百行之首。"儒家提倡孝悌的目的，是为了维护宗法等级秩序。

《礼记·冠义篇》说道："故冠而后服备，服备而后容体正、颜色齐、辞令顺。"因此，可说此为成年礼主要目标，藉衣服外在的改变，使人愈来愈尊贵，目的在诱导行礼者的志向也愈来愈大才行。我国先秦的成年礼以服饰改变为其最大特征，而其中最特别的即是头上的冠、笄，因此男子成年礼称为"冠礼"，女子则称为"笄礼"。先秦举行成年礼的年龄男子固定在二十岁，女子则须视其许嫁与否而定，许嫁者十五岁行笄礼，否则也是二十岁才行笄礼。

5. 现代礼仪时期——民国时期（公元 1911—1949 年）　1911 年末，清王朝土崩瓦解，孙中山先生组建"中华民国"政府，开始了破旧立新，用民权代替君权，用自由、平等取代宗法等级制；普及教育，废除祭孔读经；改易陋俗，剪辫子、禁缠足等，从而正式拉开现代礼仪的帷幕，一些传统的违背人性的封建"礼制"逐步退出历史舞台，现代文明的礼仪规范渐渐成为现代社会新的行为规范和道德准则。

6. 当代礼仪时期（1949 年—至今）　1949 年 10 月 1 日，中华人民共和国宣告成立，中国的礼仪建设从此进入一个崭新的历史时期。改革开放以来，随着中国与世界的交往日趋频繁，西方一些先进的礼仪、礼节陆续传入我国，同我国的传统礼仪一道融入社会生活的各个方面，成为我国社会主义精神文明、社会主义公共道德中极其重要的组成部分，为我国的经济发展和社会的和谐稳定发挥了积极的作用。

二、礼仪的概念和作用

（一）礼仪的概念

礼仪包括"礼"和"仪"两部分。"礼"，即礼貌、礼节；"仪"，即仪表、仪态、仪式、仪容，是对礼节、仪式的统称。

礼仪：人们在各种社会的具体交往中，为了相互尊重，在仪表、仪态、仪式、仪容、言谈举止等方面约定俗成的、共同认可的规范和程序。

从广义的角度看，它泛指人们在社会交往中的行为规范和交际艺术。

从狭义的角度看，通常是指在较大或隆重的正式场合，为表示敬意、尊重、重视等所举行的合乎社交规范和道德规范的仪式。

（二）礼仪的作用

1. 教育作用　礼仪是人类社会进步的产物，是传统文化的重要组成部分。礼仪蕴涵着丰富的文化内涵，是一种高尚、美好的行为方式，能潜移默化地熏陶人们的心灵，影响人们的行为方式，它通过评价、劝阻、示范等教育形式纠正人们不正确的行为习惯，指导人们按礼仪规范的要求去协调人际关系，维护社会正常生活。让国民都来接受礼仪教育，可以从整体上提高国民的综合素质。

2. 沟通作用　礼仪是人们交际生活中的礼节和仪式。热情的问候、友善的目光、亲切的微笑、文雅的谈吐、得体的举止等，不仅能唤起人们的沟通欲望，彼此建立起好感和信任，而且可以促成交流的成功和范围的扩大，进而有助于事业的发展。

3. 协调作用　古人认为："世事洞明皆学问，人情练达即文章。"这句话，讲的其实就是交际的重要性。在人际交往中，不论体现的是何种关系，维系人际之间沟通与交往的礼仪，都承担着十分重要的"润滑剂"作用。一个人只要同其他人打交道，就不能不讲礼仪。运用礼仪，除了可以使个人在交际活动中充满自信，胸有成竹，处变不惊之外，还有助于建立和加强人与人之间相互尊重、友好合作的新型关系，使人际关系更加和谐，社会秩序更加有序。

4. 塑造作用　礼仪讲究和谐，重视内在美和外在美的统一。礼仪在行为美学方面指导着人们不断地充实和完善自我并潜移默化地熏陶着人们的心灵。由此可见，学习礼仪，运用礼仪，有助于提高个人的修养，有助于"用高尚的精神塑造人"，真正提高个人的文明程度。

5. 维护作用　礼仪作为社会行为规范，对人们的行为有很强的约束力。在维护社会秩序方面，礼仪起着法律所起不到的作用。人们往往能够通过礼仪这种不成文的规则自觉地约束个人的行为，保持人际交往的和谐和社会的稳定。

 知识链接

事业成功的手段是什么？

据说，希尔顿在成功之初，他母亲就希望他能找到一种简单、易行、不花本钱却又行之长久的经营秘诀。希尔顿冥思苦想，终于发现只有微笑才符合他母亲提出的上述四条标准。从此他给员工定下一条信条："无论旅馆本身遭遇的困难如何，希尔顿饭店服务员的脸上的微笑永远是属于旅客的阳光。"十几年来，希尔顿饭店正是凭着"微笑"的魅力，不仅挽救了经济大萧条、大危机时代的希尔顿饭店，而且造就了今天遍及世界五大洲、近百家的五星级希尔顿饭店集团，从而赢得了事业上的巨大成功。

第二节　礼仪的原则和特点

案例 1-1

都是丝帕惹的祸

国内某旅行社，在接待一批来华的意大利游客时，打算送每人一件小礼品。为此，该旅行社专门订制了一批纯丝手帕，每方手帕包装精致，绣制的花草图案栩栩如生，且全部出自名厂名家之手，精美非凡。中国丝织品自古闻名，旅行社接待人员料定礼品会受到客人的喜欢。

到机场接客时，接待人员欢迎词热情、得体，意大利客人也个个兴致盎然。可当接待人员把精心准备的礼品赠送给游客后，车上却一片哗然，游客们面露不悦，特别是一位夫人，面色凝重，还流露出伤感之态。接待人员心里迷惑不解：中国人总以为送礼人不怪，难道我们哪里做错了？

评析： 在西方，亲朋好友相聚一段时间后分离之时才赠送手帕，意为"擦掉惜别的眼泪"。游客刚刚踏上盼望已久的中国大地，准备开始愉快的旅行，这时要他们"擦掉惜别的眼泪"，游客当然不高兴，难怪议论纷纷。那位夫人得到的手帕上面绣着的菊花图案，在意大利则是祭奠亡灵的，所以她很伤感。

由于忽视了现代礼仪的地域性特征，该旅行社一番美好的心意却未达到应有的效果，得到的教训应该说是十分深刻的。

一、礼仪的原则

礼仪的原则，是对礼仪实践的高度概括。熟悉和掌握了礼仪的原则，将有助于更好地学习和运用礼仪，做到触类旁通，规范交往言行，减少社交失误。

（一）遵守的原则

遵守即遵守公德、遵时守信、真诚友善、谦虚随和，在交际应酬中，每一位参与者都必须自觉、自愿地遵守礼仪，用礼仪去规范自己在交往活动中的言行举止。超越规范的行为言语往往会给他人带来这样那样的损害和不便。遵守原则是对行为主体提出的基本要求，更是人格素质的基本体现。自觉遵守礼仪规范，在"礼"的范围内待人做事，才能赢得他人的尊重并确保交际活动的愉快和持久。

知识链接

几种常见的仪式

国家之间根据交往的需要常举行签字仪式、谒墓、开幕式及授勋仪式等。

签字仪式一般是国家间、集团间通过谈判，就政治、法律、军事、经济、科技、文化等某方面的相互关系达成协议，缔结条约、协定或公约时所举行的仪式。

谒墓是国家领导人出国正式访问的习惯做法，前往谒陵墓或向纪念碑献花圈，以表示对被访国人民友好和亲善，也是对该国先烈的敬意。

开幕式是各种展览会开幕时所举行的仪式，工程项目的动工，竣工典礼和交接仪式也属于开幕式。

授勋仪式是许多国家对外国领导人或外国驻本国外交使节或其他知名人士授予勋章，以表彰其在某方面的功绩所举行的仪式。

（二）自律的原则

学习、应用礼仪，最重要的就是要自律，即自我要求、自我反省、自我检点、自我约束及自我控制，这也是学习礼仪的基础和出发点。礼仪对人行为的规范作用从人的外在表现开始，逐渐深入人的内心，最终在人的精神层面达到自律的目的。

（三）真诚的原则

真诚是建立良好人际关系的基本条件。它是一个人外在行为与内在道德的有机统一。礼仪上所讲的真诚原则，就是要求在人际交往中运用礼仪时，务必待人以诚，诚心诚意，言行一致，表里如一。只有建立在真诚基础之上的人际关系，才可能是永恒的。

（四）守信的原则

守信是一种美德，它反映着一个人行为的规律性和稳定性。守信，就是言必信、行必果、重然诺。中国自古以来家族观念很强。古代颇有影响的寓言"智子疑邻"，其中便产生了"自己人效应"。当你信任一个人的时候，就会想：既然这个人说的，大概不会错的；当你不信任一个人的时候，就会想：既然是这个人说的，靠不住。所以，常常是别人信任你，才认为你是对的。因此，在商务活动中，甚至是普通人际交往中，必须博得人们的信任，才更有利于一个人的成功。

（五）敬人的原则

所谓敬人的原则，就是要求人们在交际活动中，与交往对象不但要互谦互让，互尊互敬，友好相待，和睦共处，更要将对交往对象的尊重、恭敬、友好放在第一位。敬人之心常存，不可伤害他人的尊严，更不能侮辱对方的人格。自尊和尊重他人，是礼仪的感情基础，只有人与人之间相互尊重，才能保持和谐的人际关系。古人云："敬人者，人恒敬之"。就是说只有懂得尊重别人的人，才能赢得别人的尊重。

（六）平等的原则

社交礼仪中的平等原则，是指以礼待人，有来有往，既不盛气凌人，也不卑躬屈膝。平等原则是现代社交礼仪的基础，是现代社交礼仪有别于以往礼仪的最主要原则。讲究礼仪，比较重视讲究仪表，因为从一个人的仪表可以折射出一个人的内心深处。但是，讲究礼仪绝不能以貌取人。根据对方的外貌来决定自己对他要采取的态度，这种做法是非常不明智、不可取的，是庸俗的，而且具有一定的风险性。对一个人的评价主要看其人品。相貌好看与否、衣着是否华贵，并不能够说明一个人的人品、修养、文化水平如何。相反，对那些过分讲究打扮，衣着华丽，浑身珠光宝气的人倒应当"敬而远之"了。

（七）宽容原则

宽容原则的基本含义，是要求人们在交际活动中运用礼仪时，既要严于律己，更要宽以待人。宽容不是软弱，而是良好涵养的无言表达。别人有失礼之处，若能予以正视，并以适当的方法解决，便可让对方避免再次犯错。真正的宽容来自一个人内心的力量，给出宽容的同时，自己的内心也得到了更进一步地完善。人际交往中要做到豁达大度，有气量。只有具备了容人的胸襟，具备了容纳意识和自控能力，才能更好地把握礼仪的精髓。

（八）适度原则

适度的原则，是指实施社交礼仪过程中必须在熟悉礼仪准则规范的基础上，注意各种情况下人际关系的社交距离，把握与特定环境相适应的人们彼此间的感情尺度、行为尺度、谈吐尺度，以建立和保持健康、良好、持久的人际关系。人在交往中要注意保持一点社交距离，也就是要把握与特定环境相适应的人们彼此间的感情尺度。例如，在与人交往时尤其是与外国人交往时，既要彬彬有礼，又不能低三下四，既要热情大方，又不能阿谀奉承。

（九）从俗原则

礼仪要因地制宜、因时制宜、因人制宜，不是万古不易、万国一统的。所以才有"入境而问禁，入国而问俗，入门而问讳"的共识。从俗就是指交往各方都应尊重相互之间的风俗、习惯，了解并尊重各自的禁忌，否则，就会在交际中引起障碍和麻烦。由于国情、民族、文化背景的不同，必须坚持入乡随俗，以传达对所在国家民族文化的尊重，切勿目中无人，失礼于对方。

二、礼仪的特点

特点或者特征是某一事物区别于其他事物的显著标志。与其他学科相比，礼仪具有一些自身独具的特征。

（一）规范性

所谓规范性，主要是指它对具体的交际行为具有规范性和制约性。这种规范性本身所反映的实质是一种被广泛认同的社会价值取向和对他人的态度。无论是具体言行还是具体的姿态，均可反映出行为主体的包括思想、道德等内在品质和外在的行为标准。

（二）限定性

礼仪，顾名思义，主要适用于交际场合，适用于普通情况之下一般的人际交往与应酬。在这个特定范围之内，礼仪肯定行之有效。离开了这个特定的范围，礼仪则未必适用，这就是礼仪的限定性特点。理解了这一特点，就不会把礼仪当成放之四海而皆准的标准，就不会在非交际场合拿礼仪去以不变应万变。必须明确，当所处场合不同，所具有的身份不同时，所要应用的礼仪往往会因此而各有不同，有时甚至还会差异很大。对这一点，是不容忽略的。一般而论，适合应用礼仪的，主要是初次交往、因公交往、对外交往等三种交际场合。

（三）可操作性

切实有效，实用可行，规则简明，易学易会，便于操作，是礼仪的一大特征。它不是纸上谈兵、空洞无物、不着边际、故弄玄虚、夸夸其谈，而是既有总体上的礼仪原则、礼仪规范，又在具体的细节上以一系列的方式、方法，仔细周详地对礼仪原则、礼仪规范加以贯彻，把它们落到实处，使之"言之有物"，"行之有礼"，不尚空谈。礼仪的易记易行，能够为其广觅知音，使其被人们广泛地运用于交际实践，并受到广大公众的认可，而且反过来，又进一步地促使礼仪以简便易行、容易操作为第一要旨。

（四）共同性

礼仪是一种社会规范，它早已跨越国家和民族的界限，成为调整社会成员在社会生活中相互关系的行为准则，是全人类所共同需要的上层建筑。礼仪的内容大都以约定俗成的民俗习惯、特定文化为依据，集中地反映了一定范围内人们共同的文化心理和生活习惯，从而带有明显的共同性特点。

（五）传承性

在社会生活中，礼仪是人们约定俗成的行为规范，大都没有形成文字，无须刻意传播，它是在人们相互交往中传播、继承、相沿成习，积淀下来的。在这个过程中，传统礼仪的那些烦琐的、保守的内容不断被摒弃，只有那些体现了人类的精神文明和社会进步，代表着中华民族传统文化本质和主流的礼仪，才得以世代相传，并被不断完善和发扬。但应注意的是，礼仪的继承性、延续性是非常顽强的，时至今日敬神弄鬼、上供祈祷等陈规陋习仍被一些地区或一些人所固守，这就给我们提出了一个非常艰巨的移风易俗、树立新风的任务。

（六）差异性

民间有"百里不同风，千里不同俗"的说法，不同的文化背景产生不同的礼仪文化。一个国家，一个地区，一个民族的礼仪规范是在长期的共同生活中逐步形成、积累和发展起来的。由于不同国家、地区、民族，政治、经济、文化等影响礼仪形成诸因素的特点不同，使得礼仪规范不可避免的具有一定的地域性、民族性。

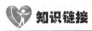

对"龙"的不同理解

中国人崇拜龙，就是从原始社会的图腾崇拜开始的，进入君主时代，龙就成了"真龙天子"的象征，而现在是吉祥喜庆的代名词。但是，在英国以至整个西方世界，龙是凶残阴险的标志，人人惧怕，人人厌恶，而且很多关于龙的的故事中，它总是落个被宰杀的下场。所以，圣诞节给中国人送龙的贺卡，则很适合中国人的口味，若对英国人也如此，则是大大的失礼了。

第三节　学习礼仪的意义

随着社会的进步发展，文明程度的不断提高，以及人与人之间的交往日益频繁，文明礼仪已成为现代社会中人们生活、商务等方面不可缺少的部分。因此，学习礼仪知识，对提高我们自身综合素质具有重要的意义。具体来说，有以下几个方面：

1. 有利于弘扬我国优良民族传统文化　礼仪是中华民族的传统美德，从古至今，源远流长。世界上的不少国家，在现代化的过程中，把现代化与传统文化的精髓有机结合，不仅推动了经济的飞速发展，而且为传统文化注入了新鲜血液，使其焕发出新的活力，成为社会稳定与经济发展的精神动力。

2. 有利于建立良好的社会秩序　礼仪是人们在长期社会交往活动中逐步形成的用来指导与约束人们交往行为的规范，是协调社会成员相互交往关系的行为准则，是维护社会秩序、治理社会风尚的良药。从某种意义上说，在维护社会秩序方面，礼仪起着法律所起不到的社会规范作用。法律具有强制性，而礼仪规范则通过无形约束力，使违反之人的良心受到鞭笞，受到社会的谴责，从而唤起其良知，规范其行为，迫使人们自觉不自觉地遵守它，从而建立起融洽、和谐、美好的社会环境。

3. 有利于树立良好的社会风尚　礼仪反映一个民族、一个国家的文明水平、整体素质、整体教养。遵守礼仪、应用礼仪，有助于净化社会环境，提升全体社会成员的精神品位和道德文化素质。在国际交往中，礼仪小则影响自己一个人的形象，大则影响到一个民族和国家的形象。要继承弘扬祖国优秀的文化传统，加强社会主义精神文明建设，文明礼仪宣传教育是其中重要的一项内容，重视礼仪就要从自身做起。

4. 有利于培养高尚的道德情操　礼仪对人的要求既有内在的修养，又有外在的表现形式。从这个意义上完全可以说，礼仪即教养，有教养才能文明，有道德才能高尚。英国哲学家约翰·洛克对于道德与礼仪之间的这种密切关系有过十分精彩的论述："礼仪是在他的一切别种美德之上加上的一层藻饰，使它们对他具有效用，去为他获得一切和他接近的人的尊敬和好感。没有良好的礼仪，其余一切成就会被人看成骄夸、自负、无用和愚蠢。"所以，要培养自己高尚的道德情操，就得知情知礼，所谓"彬彬有礼，然后君子也"，讲的就是这个道理，不懂情、不知礼难以成为道德情操高尚的人。

5. 有利于培养优雅的气质　优雅的气质是指人的一种吸引人的个性特征。不同的人具有不同的气质，认识问题、处理问题、待人接物也会因此而有差异。礼仪的学习和运用可以使人发扬气质的长处，克服弥补气质的短处，形成个性化的、优雅的、令人愉悦的气质形象。

6. 有利于建立融洽的人际关系　人际关系是人类社会生活中极为重要的关系。人们在交往中按照礼仪规范行事，恰当的礼仪、热情的问候、友善的目光、亲切的微笑、文雅的谈吐、得体的举止等有助于形成人们之间的相互尊重、友好合作的新型关系，也可以减少某些不必要的障碍，使一切不快烟消云散，冰消雪融。

7. 有利于促进事业的成功　我们每一个人都渴望成功，在争取成功的道路上，礼仪起着促进的作用。其中良好的行为习惯是人们获得机会和成功的重要因素。

案例 1-2

功 亏 一 篑

国内一家医疗设备厂的老板拟与一家国外客商签订长期合作协议。厂长精通业务，管理到位。外商参观后对厂方状况和厂长管理能力非常满意，准备次日签约。厂长见大功即将告成，喜悦之余走到车间墙角随意吐了口痰，然后娴熟地用鞋底擦去……这一切外商尽收眼底，回去后彻夜难眠，考虑到双方合作项目是生产输液管，人命关天，而一个厂长的卫生习惯反映了这家工厂的管理水平。第二天，这位客商给厂长复信一封，说明上述缘由，并婉转拒绝了这次合作机会。

评析：这个真实的故事告诉我们，礼仪无小节，礼仪非小事。个人的礼仪既表现了个体的文化修养和文明素质，也反映出整体的修养和素质，与个体和整体事业的成功与否，有很大关系。

现代文明社会，得体的礼仪使人们充满信任、友爱和欢乐，使民族精神焕发出永恒的魅力。正因如此，礼仪被纳入社会学的学术视野，不仅因为它关系到整个社会的精神文明、社会风气和民族风貌，而且关系到提高精神文明建设，发展生产力的层面。宏观上，礼仪与社会生活、文化事业、民族和睦、国际交往有不可忽视的联系，微观上与家庭、同事、亲邻、学友，与个人行为密切相关，甚至会影响到人的思想、心态、生活、学习、工作，关系到每个人的事业发展和成就。

第二章

护理礼仪与修养

学习目标

1. 熟悉护理礼仪的产生及概念。
2. 掌握护理礼仪的特点及其在护理工作中的作用。
3. 了解护理礼仪修养的意义。

案例引导

患者，女，53岁，农民，回族，小学文化。因多饮、多食、多尿伴体重减轻，来院就诊。门诊以"糖尿病"收住院。责任护士小刘热情地接待了患者，耐心地与其沟通，认真实施护理操作，但患者因患病焦虑及更年期综合征，情绪急躁、易怒并多次刁难小刘。小刘均举止优雅、态度和蔼地解决了患者提出的难题。

问题：

1. 小刘的言谈举止遵循了护理礼仪的哪几项原则？
2. 小刘的言谈举止符合护理礼仪的哪些特点？

第一节　护理礼仪概述

一、护理礼仪的产生

护理工作是与人类健康、幸福息息相关的职业。作为一种职业，它已经在世界上走过了100多年的里程。成千上万的护士在南丁格尔精神的指引下，为了人类的健康和幸福，奉献着自己的爱心，在人的生与死、健康与疾病的转换中承担着至关重要的角色，被人们誉为"白衣天使"。

然而多年来，我国的不少护理人员只注重技术水平和工作能力的提高，而忽视了礼仪规范的养成。在人们的印象中，护士除了忙碌的身影，就是疲倦的面容。使得护理人员与人们心目中的"天使"有着一定的距离，似乎没有"天使"那么美好。

随着医疗改革的进展，优质护理服务正在不断深化。人们越来越深刻地认识到，优质的医疗护理服务必须要有高素质的医护人员相匹配。护理工作者不仅要有广博的文化基础知识、娴熟的专业技能，更应具有良好的护理礼仪修养。

 链　接

优质护理服务

为了深化医疗改革，国家卫计委于2010年在全国卫生系统开展了"优质护理服务示范工程"活动。优质护理服务的指导思想仍然坚持"以病人为中心"，规范强化基础护理，全面落实护理责任制，深化护理专业内涵，整体提升护理质量，保障医疗安全，努力为人民群众提供安全、优质、满意的护理服务。活动的目标是：患者满意、社会满意和政府满意。活动主题为："夯实基础护理，提供满意服务"。内涵主要包括：要满足病人基本生活的需要，要保证病人的安全，要保持病人躯体的舒适，协助平衡病人的心理，取得病人家庭和社会的协调和支持，用优质护理的质量来提升病人与社会的满意度。

礼仪是社会文明的标尺，是社会主义精神文明建设的重要内容之一。随着社会主义精神文明建设的广泛开展，各行各业的职业礼仪规范要求越来越高。护理工作，作为社会主义精神文明建设的"窗口"行业，应该有更好的、更科学的礼仪规范要求，才无愧于"白衣天使"的崇高称号。

二、护理礼仪的定义

护士礼仪是一种职业礼仪，是护士在护理过程中为塑造个人、单位形象而应当遵循的尊重他人和注重仪表等方面的规范和准则。是护士素质、修养、行为、气质的综合反映，是通过护士的言行、举止、仪容、仪表来体现的。随着医学模式的转变，护理学的不断发展，对护士的素质要求已不仅仅局限在专业知识技能上，而对护士的态度、仪表、服饰、语言提出了更高层次的要求，必须适应护理礼仪的需要。护士的职责是帮助患者减轻病痛，使之处于接受治疗护理的最佳身心状态。护士严格按礼仪规范要求自己，一方面可展现白衣天使不凡的气质及对工作认真负责、对技术精益求精的敬业精神；另一方面向患者展示了护士的文明风貌和优良品质，可使患者在心理上得到慰藉、情感上获得愉悦。

第二节　护理礼仪的特征与作用

一、护理礼仪的特征

作为一种在医疗护理和健康服务中使用的行为准则，护理礼仪既是护理人员修养的外在表现，也是护理人员职业道德的具体体现。护理礼仪具有综合性、传统性、适应性、规范性、强制性和可行性等特点，在护理工作中起着非常重要的作用。

1. 综合性　护理礼仪作为一种专业文化，体现了护理服务科学性与艺术性的统一，是护理工作者综合素质的具体表现。南丁格尔指出：人是各种各样的，由于社会、职业、地位、民族、信仰、生活习惯、文化程度不同，所患疾病也不同，要使千差万别的人都达到治疗和康复所需要的状态，这本身就是一项最精细的艺术。护理礼仪正是这门艺术的具体表现。因此，护理人员不仅要具有良好的礼仪规范，还必须具有科学的态度、良好的人文素养和丰富的文化底蕴，才能更好地为服务对象实施身体、心理、社会全方位的整体护理，工作时要充分尊重其信仰、文化和风俗习惯，建立良好的护患关系，从而提高护理质量。

2. 传统性　护理礼仪具有传统性。任何国家、地区的礼仪都是在当地古代礼仪的基础上传承、发展起来的。我国的护理礼仪继承了中华民族优良的传统文化，并汲取了西方礼仪的精华，形成了具有时代特色的学科体系。

3. 适应性　护理礼仪的适应性是指对于不同服务对象或不同的文化、礼仪具有相应的适应能力。例如，针对护理对象信仰、文化、风俗习惯各不相同的情况，护理人员在工作中要充分尊重其信仰、文化和风俗习惯，并在交流、接触、调整中相互融合适应，建立良好的护患关系，从而提高护理质量。

4. 规范性　护理礼仪是护理人员遵守的行为规范。它是在法律、规章、制度、守则等原则基础上指导护理人员应该做什么、不应该做什么，在语言沟通交流、待人接物、仪表和行为举止等方面提供具体的标准和模式。

5. 强制性　护理礼仪的行为规范是在法律、规章、制度和守则等的基础上制定和形成的，对护理工作者具有强制性约束力，护理人员在护理活动中必须遵守并认真执行。

6. 可行性　护理活动中，应该注重礼仪的有效性和可行性，要得到护理对象的认可和接受。护理礼仪如果能恰到好处地应用到护理工作中，必将有利于护理工作者建立良好的医护、护患关系，提高工作效率和护理质量。

二、护理礼仪在护理工作中的作用

1. 护理礼仪是满足患者心理需求的有效行为方式　在护理工作中，礼仪是一种无声的语言。患者入院时，护理人员应态度和蔼地作自我介绍和环境介绍，以消除患者因陌生而产生的不安情绪；应及时地询问病情、耐心地解答问题、细致地讲解注意事项，帮助患者尽早完成角色转换；护士优美的仪表、端正的态度、优雅的举止等，可以创造一个友善、亲切、健康向上的人文环境，能使患者在心理上得到平衡和稳定。让患者将想法表达出来，以便于护理人员发现患者现存的和潜在的心理问题，有效地协助患者缓解紧张、焦虑的情绪，使其能为了早日康复而积极地配合治疗与护理工作，以获得良好的治疗与护理效果。

2. 护理礼仪对协调医护、护患关系起着良好的作用　礼仪是社会活动中的润滑剂，对营造一个平等、团结、友爱、互助的新型人际关系起着不可忽视的作用。长期以来，护患之间缺乏应有的沟通和交流，护理工作一直停留在单纯地打针和发药、机械地执行医嘱、完成一些技术操作和简单的生活护理上。在人们对健康的需求不断提高的今天，护患关系不仅影响护患双方的心理需求和行为，而且直接影响着患者疾病的治疗效果和康复状况。良好的护理礼仪所诠释的是尊重，无论是对患者、家属，还是对医生，仪表大方、仪容整洁、举止优雅、态度和蔼，都能使人产生亲切感、温暖感、信任感。

3. 护理礼仪是强化护理行为效果的重要手段　制度规范行为，礼仪通过行为体现。护理质量的好坏是由护理技术水平直接决定的，但如何使护理技术在应用中达到最佳效果，还取决于护理人员的职业礼仪。因此，护理礼仪是强化护理行为效果、促进护理质量提高的重要条件。在护理工作中，护理礼仪贯穿于护理操作的每个环节，如入院接诊、晨晚间护理、三查八对、查房问候、交接班等。良好的护理礼仪能使护理人员在护理实践中充分体现其自尊心、自信心、责任心，并在独立工作时能够用"慎独"精神来约束自己，从而减少差错事故的发生，提高护理工作的质量。

4. 护理礼仪有利于提高医院的整体形象　随着医学模式的转变，人们对健康的需求及对医疗质量的要求不断提高，礼仪已成为代表医院文化、医院整体形象，促进医院文化建设的重要组成部分。在人际交往中，存在"首因效应"，即指在人际交往的最初接触中，留给交往对方的第一印象，尤其是在表情、姿态、身材、仪表、服装等方面的印象，在人的认知中发挥着重要作用。当前医疗服务市场的竞争日趋激烈，医院要想在竞争中立于不败之地，就必须重视医院的整体形象，医疗机构的护理服务作为一个对外的重要窗口，就必须注重护理人员的形象。护理人员良好的仪表仪态、行为举止等护理礼仪可以营造出一种和谐融洽的气氛，让患者倍感温暖，从而对医院产生良好的印象。

第三节　护理礼仪的修养与意义

一、护理礼仪的修养

礼仪修养不是与生俱来的，而是后天磨炼的结果。每个人都可以通过自己的努力学习，不断地磨炼而具备良好的礼仪修养。护理人员良好礼仪修养的养成需要长期的知识积累、情操陶冶和实际锻炼，应当从道德修养、个性修养、心理素质、文化知识等方面进行全面的素质培养。

（一）加强道德修养

作为社会道德的一种载体，礼仪修养始终离不开道德修养，两者紧密相连、密不可分。"有德才有礼，修礼必先修德"尤其对护理礼仪修养则更是如此。护士服务的对象是人，所以要求护士的工作必须实事求是，本着严谨的科学态度对待工作，同时要求护士必须养成良好的"慎独"精神。因为护士只有通过强化道德修养、树立高尚的职业道德、奠定礼仪修养的良好基础，才能具备应有的礼仪修养，切实改善护患关系，纠正行业不正之风，塑造护士的良好形象和实现护理服务行风的根本好转。因此每个护理工作人员都应当严格遵守护理规范，注重礼仪，自觉维护"白衣天使"的崇高声望。

（二）提高个人人格魅力

礼仪修养的培养也是个人良好个性的养成教育。个性往往又反映出一个人的涵养，这种涵养的表现也正是个人人格魅力的彰显。加强礼仪修养可以使个人的个性进一步自我完善，从而提高个人的人格魅力。人格魅力是个人的气质、性格和能力的总和。

气质是一个人真正魅力之所在。气质的美看似无形，实为有形。它会在一个人的言谈话语、举手投足、待人接物等方面表现出来。

良好的性格是完美个性形成的基础，它的培养需要超强的自控力、科学的方法及客观的自我认识。健康的性格应具备以下特征：开朗、耐心、宽容、沉着、勇敢、顽强，富有幽默感。

能力交往的成功与否，关键在于人的能力大小。能力主要包括应变能力、自控能力、表达能力等。在与人交往中发生意想不到的事情时，要做到不失礼，就需要有较强的应变能力；讲究礼仪，就必须能够有效地调整和控制自己的情绪，具有较好的自控能力；注重礼仪，就应注意多用敬语，委婉地表达自己的观点，做到忠言也能"顺耳"，具备较好的协调能力。

通过上述三个方面能力的培养，可逐步培养出一批又一批具有爱心、耐心、细心、热心和责任心等完美个性的高素质护理人才，进而适应护理职业的特殊需要。

（三）培养良好的心理素质

现代礼仪要求人们具有良好的心理素质和积极乐观的心态。没有健康积极的心态，就很难在待人接物时表现出主动热情，也不可能做到彬彬有礼、自尊自信。

现代护理学在研究人的行为反应、准确判断和及时处理现存的或潜在的健康问题所产生的不良反应时，均需要护士从生理、心理、社会、文化和精神诸方面整体观察病人的行为反应表现。例如心肌梗死病人的行为反应可以表现为，生理表现：疼痛、胸闷、气急；心理表现：害怕、恐惧；社会表现：亲属、单位的关心；文化表现：对疾病有关知识的认知和理解；精神表现：是否被护士和医生重视和尊重。

从这一过程可以看出，护理服务的对象在心理上对护理人员的依赖性。要想帮助病人在心理上战胜疾病，护理人员自身没有一种良好的心理素质和健康的心理状态，是很难为病人提供优质周到的服务的。

（四）丰富科学文化知识

护理是社会科学、自然科学理论指导下的一门综合性应用科学。如今整体护理体系的建立，对护士提出了更高的要求，要求护理工作者必须从社会科学、自然科学等方面全面地学习掌握新的科学文化知识，真正适应整体护理服务的要求，在今后的护理实践中以优质周到的整体护理服务，及时将所出现的各种问题考虑周到、分析清晰、处理妥当。

护理是我们这个社会不能缺少的职业，它是在社会科学、自然科学理论指导下的一门综合性应用科学。随着护理学科的不断发展，整体护理体系的建立，对护士的个人素质及人文、科学知识的掌握等都提出了更高的要求，要求护理工作者必须从人文科学、自然科学等方面全面地学习掌握新的文化知识，才能为人类健康提供优质服务。总之，学习礼仪，不是单纯的动作的表演、姿态的训练及语言的规范，礼仪必须以良好的素质为基础。慧于中才能秀于外，一个人无论其具有多么优越的先天条件，无论经过多么精心的打扮，或受过再多严格的训练，如果不努力提高自己的内在素质，那么礼仪也只能是一种缺乏内涵的机械模仿。所以加强礼仪修养必须在提高内在修养上多下功夫。

二、护理礼仪修养的意义

1. 学习护理礼仪是全面提高护生综合素质的需要　礼仪修养不是先天具备的，而是后天形成的。首先，护理人员要通过自己的努力学习来加强道德修养，树立正确的世界观、人生观、价值观，努力培养爱心、耐心、细心和责任心，不断汲取现代科学文化知识，要具备心理学、伦理学、社会学、人际沟通学等人文学科知识；其次，要努力塑造良好的护士职业形象，而护理礼仪是护理人员职业形象的重要组成部分，也是护理人员素质、修养、行为和气质的综合反映。热忱的态度、优质的护理、饱满的精神面貌直接反映医院的管理水平。因此，应着力培养护生的形象意识，使其在护理实践过程中时刻保持良好的精神状态，从而全面提高护士综合素质。

2. 学习护理礼仪是提高护生职业道德素质的需要　道德修养是礼仪修养的基础，有德才有礼，道德修养对一个人的行为有着重要的影响。一个知书不达礼、知识水准和道德水准严重不协调的学生，不可能成为优秀的护理人员。对护理专业的学生进行系统的礼仪教育，使其掌握基本的行为准则，不仅可以丰富礼仪知识，掌握符合社会主义道德要求的礼仪规范，懂得在实际生活中按照礼仪规范来约束自己的行为，而且可以做到将内在的道德品质和外在的礼仪形式有机地统一起来，从而更好地为护理对象实施身心整体护理。

3. 学习护理礼仪是建立良好人际关系的需要　能否与他人建立良好的人际关系，对护生的成长和学习有着十分重要的影响。研究结果显示，那些懂得以适当的方式解决身边问题和处理生活烦恼的人，其身心更加健康，而且更会关心他人，更富有同情心。因此，通过人际交往活动，在交往中获得友谊，是护生适应新的生活环境的迫切需要，也是建立良好的人际关系、成功地走向社会的迫切需要。护生如果能掌握护理礼仪的基本知识和交往技巧，遵循相互尊重、诚信真挚、言行适度、平等友爱等原则，就能很快与护理对象建立起和谐、良好的护患关系，从而提高护理质量。

4. 学习护理礼仪是护生塑造良好自我形象的需要　通过护理礼仪的学习和训练，可以培养护生具有端庄的仪表、优雅的举止、礼貌的语言、整洁大方的服饰、微笑的面容、敏捷而轻巧的操作技术，塑造良好的护士形象。在护患沟通中护士良好的专业形象和饱满的精神风貌可唤起患者对美好生活的向往，增强患者战胜疾病的信心与决心，同时也有利于护理工作的顺利开展。护理人员要想取得患者的信任，必须保持良好的自我形象。

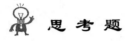 思 考 题

1. 护理礼仪应遵循哪些原则？
2. 护理礼仪有什么作用？学习护理礼仪有什么现实意义？

第三章

仪表礼仪

学习目标

1. 熟悉医护人员职业妆的化妆原则、工作中着装的具体方法。
2. 掌握不同发式的梳理和快速化妆技巧，戴燕帽及圆帽、口罩的正确方法。
3. 了解各种饰物的使用原则。

护士是一个特殊的职业群体，面向整个社会群体并为其提供医疗服务。其职业的特殊性不仅要求其充分体现高度的责任感和事业心，还要注意仪容仪表要整洁美观、端庄大方，符合护士职业岗位规范。良好的个人形象不仅能产生积极的宣传效果，更能体现一个医院的整体医护管理水平和服务质量。

第一节 仪容礼仪

所谓仪容就是人际沟通中双方彼此密切关注的第一信息。医护人员面对的是患者，更应该注重自身的仪容，给患者以良好印象，使他们以清新美好的心情应对疾病，更快更好地恢复健康。医护人员的仪容包括三个方面。

一是仪容自然美，指仪容天生丽质，先天条件好。尽管以貌取人有时以偏概全，但爱美之心人皆有之，美好的仪容相貌会让人感觉赏心悦目、心情愉快，给人以良好的首因效应。

二是仪容修饰美，指依照规范与个人条件，对仪容进行必要的修饰，塑造出美好的个人形象。

三是仪容内在美，指通过努力学习，不断提高个人的文化、艺术修养和思想道德水准，培养高雅的气质与美好的心灵，使自己秀外慧中、表里如一。

真正意义上的仪容美，应当是三个方面的高度统一，忽略其中任何一个方面，都会使仪容美失之偏颇。三者之间，仪容的内在美是最高境界，仪容的自然美是人们的心愿，而仪容的修饰美则是仪容礼仪关注的重点。

修饰仪容的基本原则是美观、整洁、卫生、得体。

一、发型礼仪

（一）护发

健康、秀美的头发要靠平时的保养和护理。而保护头发要从梳理、按摩、洗发、养护等几个方面入手。

1. 梳理　经常梳理头发除了理顺头发之外，还能刺激头部末梢神经，通过大脑皮质调节头部的神经功能，促进血液循环和皮脂分泌，有助于头发的保养。正确的梳头方法：头顶和后面的头发从前发际开始由前向后梳；两边的头发向左右两边梳。梳头时要从发根慢慢梳理至发梢，防止用力拉扯，使头发拉断脱落。注意梳子要保持清洁，防止传染疾病。

2．按摩　没有健康的头皮，就不可能有健康的头发，要增进头皮的健康，就要经常用手指按摩头皮（图3-1）。

按摩的方法是：伸开十指沿着发际线由前额向头顶，再由头顶到脑后，呈环状揉动；然后再由两鬓向头顶按摩。按摩时用力需均匀，要使头皮在手指的揉动下自然地活动。若按摩得法，头皮会发热且有紧缩的感觉。如果是油性头发，按摩时用力要轻，防止过度刺激头皮，使油脂分泌更多；如果是干性头发，按摩时可以使用发乳、发油等护发品，使头发光亮润泽。

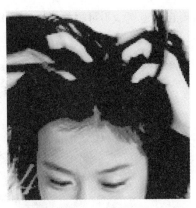

图3-1　头部按摩

3．洗发　洗发主要是清除异物、消除异味。要养成周期性洗发的习惯，周期的长短可根据自身、环境和季节而变化。洗发前先将头发梳通理顺，再将头发打湿，倒上适量的洗发剂，用手指轻揉全部头发，尤其是发根部分，要仔细揉洗，洗发时做头皮按摩，可以促进头皮血液循环，增加毛囊的营养和均匀皮脂的分泌，揉洗完后将泡沫冲洗干净。如需再次清洗则重复以上步骤。最后用毛巾擦干头发，用吹风机吹干或自然风干即可。

案例3-1

干得好好的，为什么不要再来了？

某护士平常工作就敬业乐业，也挺负责。有一段时间因上班劳累、精神疲惫，几天没有洗发，周围的人都能闻到头发的味道。在交接班后去病房给患者输液，扎上液体后离开了病房，同病房患者开始窃窃私语：这名护士怎么带着"味道"就来上班了？于是向护士长反映：不要叫她再来我们病房了，影响心情！

问题：

为什么平常工作表现挺好，就因为一次头发有味，招来患者的厌恶？

4．养护　指头发应避免强烈的刺激。如果头发受到烈日暴晒和某些化学药物的污染，或由于某种疾病，会出现干燥、分叉、变色、脱落等现象。在日常生活中应注意头发养护，使其免受不良刺激，使头发保持健康秀美。

（二）美发

1．烫发　运用物理手段或化学手段，将头发做成适当形状。护士烫发，要根据自己的发质、年龄、职业，选择适合自己的发型。

2．染发　对中国人而言，将头发染黑无可非议，而若想将头发染成其他色彩，就要根据个人不同的职业、年龄、肤色、性别等来选择。作为护士染发应以自然黑发为主，不提倡将头发染成其他颜色。

3．做发　运用发油、发露、发乳、发胶、摩丝等美发用品，将头发塑造成一定的形状，或对其进行护理，其要求与烫发大体相似。从事护理工作的女性其发型基调应是活泼开朗、朝气蓬勃、干净利落、端庄秀气。要求做到：头发梳理整齐，前不过眉，后不过领，短发不超过耳下3cm，长发盘成发髻，固定头发的头饰或发网应素雅端庄（图3-2、图3-3）。

男护士要不留长发，不剃光头。

4．假发　头发有先天或后天缺陷者，均可选戴假发。选择假发，一是要使用方便，二是要自然逼真，不可矫揉造作，过分俗气。

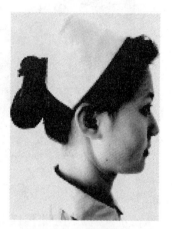

图 3-2　发饰侧面

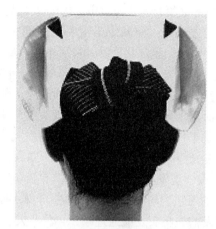

图 3-3　发饰正面

案例 3-2

时尚为什么会引来非议

有一新护士第一天上班，将自己打扮得非常时尚，化了妆，染了金黄色头发，尽管戴了护士帽，但金黄头发还是能明显露出来，同事和患者见了她都多看她两眼，她自己也感到非常不自在。

问题：

为什么时尚会引来同事和患者的异样目光？

二、面　容　要　求

古人说："人身之有面，犹室之有门，人未入室，先见其门。"仪容在很大程度上指的就是人的面容。修饰面容，首先应做到面部清洁，勤于洗脸，使之干净清爽，无汗渍，无油污，无泪痕，无其他任何不洁之物。通常洁面过程是洗净手，用温水将面部打湿，取洁面乳少许于面巾，以螺旋方式轻轻进行按摩，之后用浸湿的毛巾抹拭全脸，或用清水冲净面部，注意发际、鼻翼和下颌不要忽略。

（一）眼部

眼睛是人际交往中被人注意最多的地方，修饰眼部时要注意：

1. 保洁　首先及时清除眼睛的分泌物；其次如果眼睛患有传染病，则应自觉回避社交场合，以免失礼于人。

2. 修眉　若感到自己的眉形刻板或不雅观，可根据个人的具体情况选择适合自己的眉形进行修饰，以自然为好。

3. 眼镜　戴眼镜不仅要美观、舒适、方便、安全，而且还应随时对其进行揩拭和清洗。在公众场合，特别是护士在工作期间不能戴太阳镜，以免给患者以拒人千里之外的感觉。

（二）耳部

护士耳部的修饰要求注意两点：

1. 卫生　在洗澡、洗头、洗脸时，不要忘记清洗耳朵，特别是注意清除耳垢。

2. 耳毛　有些人耳毛长得较快，甚至会长出耳朵之外，要及时进行修剪，勿任其自由发展，随意飘摇，失敬于人。

（三）鼻部

鼻子的修饰也需注意两点：

1. 清洁　平时应注意鼻腔清洁，不要让异物堵塞鼻孔，确保鼻孔通畅，不要随处吸鼻子、擤鼻涕、在人前人后不时掏挖鼻孔。

2. 鼻毛　护士在工作前，勿忘检查一下鼻毛是否长出鼻孔之外。一旦出现这种情况，要及时进行修剪，不要置之不理，更不要当着人去拔，这样既不文雅，也不卫生。

（四）口腔

口腔的修饰应注意四点：

1. 护齿　牙齿洁白、口腔无异味是对护理人员的基本要求。要达到这个要求，必须做好以下几点：①每天定时刷牙，做到"3个3"：每天刷牙3次，每次刷牙3分钟，饭后3分钟刷牙；②经常用爽口液、牙线或洗牙等方式保护牙齿；③在上班或应酬之前忌食气味刺鼻的东西，如烟、酒、葱、蒜、韭菜、腐乳等；④平时多吃蔬菜、水果和纤维含量高的谷物食品，不吸烟、不喝浓茶，以免牙齿变黄变黑；⑤进餐时闭嘴咀嚼，不可在人前露出满口牙齿，发出很大声响，进餐后如要剔牙，应用手或餐巾掩盖，切不可当众剔牙（图3-4）。

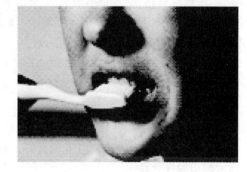

图3-4　刷牙

2. 异响　人体发出的特殊声响，如咳嗽、哈欠、喷嚏、吐痰、清嗓、吸鼻、呃逆等都是不雅之声，护士在工作场合是不应该出现的。

3. 护唇　女护士在干燥季节用一点浅色唇膏，不仅能防止嘴唇干裂，而且还会显得更精神、自信。

（五）颈部

颈部与头部相连，属于面容的自然延伸部分。修饰颈部，首先要防止颈部皮肤过早老化而与面容产生较大反差；其次颈部要保持清洁卫生，避免面部清洁干净而后颈、耳后藏污纳垢，形成明显对比。护士更要注意这些方面，以干净整洁的面貌面对患者。

三、化　　妆

护士在工作时应着淡妆，这已成为职业行为规范的一项主要内容。医生、护士施淡妆的目的是以患者的需要为出发点，配合医院环境及医护装束浅淡、素雅的主旋律，施展护士的美感和风采，激发患者对美好生活的渴望，塑造职业护士的美好形象。

在社交场合，或在工作岗位上，护士化妆需要注意两个方面：一是要掌握原则，二是要注意禁忌。

（一）护士职业淡妆的特征

化妆并不是简单的涂脂抹粉或追求时尚，化妆是一门艺术，从中能发现自己的长处和个性，掩盖自身的缺点和缺陷，一个人打扮得体，不但自己觉得舒服，别人看了也悦目。

医护职业淡妆既要给人以深刻的印象，又不允许显得脂粉气十足。端庄、简约、清丽、素雅，具有鲜明的立体感是医护职业淡妆的特征。端庄，即化妆要严谨、规范、符合身份及年龄；简约，就是简洁、明快、少而精，突出自身自然美部分，掩盖容貌上的缺陷；清丽，即化妆应做到清新、自然，化出自己的气质与风采；素雅，化妆要色彩适宜，不化过浓过繁的妆。

（二）护士职业淡妆的实施原则

1. 美观　化妆，意在使人变得更加美丽，因此，在化妆时要注意适度矫正，修饰得当，使人在化装后避短藏拙。在化装时不要自行其是，任意发挥，寻求新奇，有意无意将自己老化、丑化、怪异化。

2. 自然　通常化装既要求美化、生动，具有生命力，更要求真实、自然。化妆的最高境界是："妆成有却无""自然而然"，即没有人工雕琢的痕迹，好似天然如此美丽。

3. 得体　化妆要讲究个性和注意场合，比方说，工作时化妆宜淡，社交时化妆可稍浓，香水不宜洒在衣服上和容易出汗的地方，口红与指甲油最好为同一色系等。

4. 协调　高水平的化妆强调的是整体效果。所以在化妆时，应努力使妆面协调、服装协调、场合协调，以体现出自己慧眼独具、品位不俗的气质。

（三）化妆的禁忌

1. 勿当众化妆　化妆应事先做好，或是在专用的化妆间进行。若当众化妆，则有卖弄表演或吸引异性之嫌。

2. 勿在异性或患者面前化妆　聪明的人绝不会在异性面前化妆，护士则忌在患者面前化妆。对关系密切者，那样做会使其发现自己本来的面目；对关系普通者，那样做则有过于注重表面之嫌。无论如何，它都会使自己形象失色。

3. 勿化浓妆　有人将自己的妆化得过浓、过重、香气四溢。这种"过量"的化妆，就是对他人的妨碍。

4. 勿使妆面出现残缺　若妆面出现残缺，应及时避人补妆，若置之不理，会让人觉得低俗、懒惰。

5. 勿借用他人的化妆品　借用他人的化妆品不卫生、不礼貌，应避免。

6. 勿评论他人的化妆　化妆系他人之事，所以，对他人化妆不应自以为是地加以评论或非议。

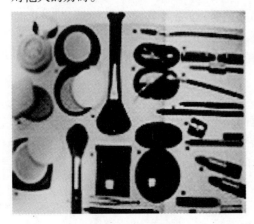

图 3-5　化妆品准备

（四）护士职业淡妆

1. 妆前准备（图 3-5）

（1）个人：束发、洁肤、抹隔离霜。

（2）化妆品：粉底、眼影粉、眼线笔、睫毛膏、眉笔、唇线笔、腮红、口红。

（3）化妆工具：粉扑、眼影棒、睫毛夹、美容刷。

2. 施妆过程

（1）抹粉底：取与肤色较接近的粉底少许，均匀涂遍整个面部、眼睑、唇部、颈部、耳部，用海绵轻轻擦拭一下，可使粉底和皮肤更好地融合在一起，用海绵将粉底轻轻地压在脸上，慢慢转动，要做好从脸部到颈部再到发根的过渡，使各部分颜色自然一体，不要突兀。

（2）描眉毛：将眉毛梳理整齐，顺其生长方向描画，眉头较重，眉尾处渐淡，最后用眉毛刷顺眉毛生长方向刷几下，使眉形自然、圆滑。

（3）涂眼影：眼睑边缘的颜色应深一些，颜色的起点应放在眼睑中央而不是内眼角，从眼睑中央逐渐向外眼角加深，再用眼影扫上剩余的颜色抹内眼角，使整个眼睑色彩均衡。

（4）画眼线：用示指和中指先将眼睑处的皮肤绷紧，用眼线笔在上眼睑与睫毛交接处画眼线，淡妆时可稍细一些，下眼线只画外三分之二（图3-6）。

（5）刷睫毛：用睫毛夹把平直的睫毛压弯，这样睫毛尖端就会略往上卷曲，然后刷上睫毛油（图3-7）。

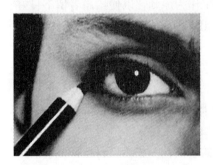 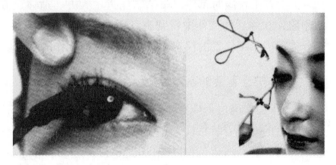

图3-6　画眼线　　　　　　　　　　　　　　图3-7　刷睫毛

（6）涂口红：用唇线笔画好唇廓，在唇廓内涂上唇膏，唇膏颜色应与服装与妆面相协调（图3-8、图3-9）。

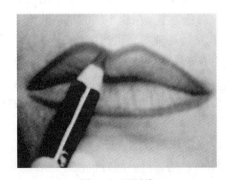 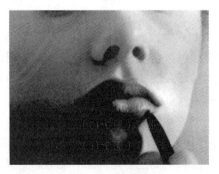

图3-8　画唇线　　　　　　　　　　　　　　图3-9　涂口红

（7）抹腮红：抹在微笑时面部形成的最高点，并向耳朵上缘方向晕开。

（8）定妆：用粉扑蘸上干粉轻轻地、均匀地扑到妆面上，扫掉浮粉。

3. 妆后检查

（1）检查左右是否对称。

（2）检查过渡是否自然。

（3）检查整体与局部是否协调、完美。

快速简洁的化妆方法有很多，每个人有自己不同的喜好、风格、习惯与经济条件，这就需要多体会、多总结、多推敲、多实践，以最终形成自己的风格和找到适合自己的最佳程序为目的。

第二节　护士着装礼仪

服饰是对人们所穿衣服、饰物和携带品的总称。一个人的外在形象，除了学识、修养、气质外，服饰也起到了非常重要的修饰作用。从宏观上说，服饰是一种文化、一种文明，它能够反映一个国家、一个民族的文化素养、精神面貌和物质文明程度；从微观上讲，服饰是一种无声的语言，它能代表一个人的气质、性格、教养、社会地位、文化品位、审美情趣等，也代表一个人的生活态度。在社交场合得体的服饰是一种礼貌，一定程度上影响着人际关系的和谐。

一、护士工作着装

护士着工作服时都应以整洁、庄重、大方、适体、方便工作为原则，以便给患者留下良好的印象，在今后的工作中得到患者更多的信任和配合。护士还要注意护士服着装的特殊要求，充分体现护士工作者的仪态美，这也是护理工作的基本要求。

（一）护士着装的基本原则

1. 在工作岗位上应穿工作服　我国目前医院医师工作时的着装以传统的白大褂为主，但也有一定的专业着装特征，体现不同科室医师的精神面貌。如新生儿科、儿科医师的服装逐渐过渡为粉红色、浅蓝色，以减少儿童对医务人员和医院环境的恐惧；一些传染科选择醒目的米黄色工作服；手术医师的墨绿色手术服给人以安全感，也给人以生命的象征。

护理人员工作时必须穿护士服。护士身着醒目的护士服是护理职业的基本要求，除了表示对患者尊重外，还便于患者辨认，同时也使护士产生对护理职业的自豪感、责任感和崇高感，有利于她们发扬敬业精神，为患者提供优质的服务。护士服的设计充分考虑了护士所从事的职业和身份，适合护士的工作环境和工作职能。护士服以白色为主，根据不同的科室的特点，也有不同的色彩和式样，如新生儿病房、小儿科考虑到儿童的心理特点可选用粉红色裙式服装，传染科可选择浅绿色、米黄色等颜色；手术室则选用上衣、下裤分体式墨绿色服装等；急诊室护士服多为橄榄绿或淡蓝色分体式，胸前和衣袖处配有急救标志。随着人们对护理职业认识误区的减少，越来越多的男护士走上了护理岗位，一般男护士工作时穿白大褂、戴筒帽，或穿分体式工作服。

2. 穿工作服要佩戴工作牌　护士身着工作服时应佩戴标明姓名、职称、职务的工作牌，以促使他们更积极、更主动地为患者服务，并认真约束自己的言行，同时也便于患者的辨认、问询和监督。因此，每一位护士应以高度的责任心自觉地把工作牌端正地佩戴在左胸上方。

3. 工作服应整齐清洁　工作服应干净、平整、无皱、庄重、大方、合体，无污渍、血迹，衣扣扣齐，长短适宜，袖至腕部，给人以整洁、干净、利落、明亮的整体美感。医护工作服不是一般的劳动保护服，它的清洁和整齐代表着护士的尊严和责任，显示医疗行业职业的特殊品质。它的统一规范格式体现了护士严格的纪律性和严谨的工作作风。

4. 正确佩戴口罩　护士在进行无菌操作与防护传染病时必须佩戴口罩。佩戴时应完全遮盖口鼻，四周无空隙。以吸气时口罩内形成负压为适宜松紧，达到有效防护作用。口罩戴的位置高低要适宜，否则不但影响护士的形象，且没有起到应有的防护作用。口罩摘下时应将戴在口鼻内侧的一面向里折好，放在干净的口袋里，以备下次再用。口罩每天都应清洗更换。

护士工作时着装除职业的一般要求之外，还要注意通过着装充分体现护士的仪表美，所以还有着它特殊的着装要求。

（二）护士着装的具体要求

1. 帽　护士帽是护士的职业象征。它用无声的语言告诉服务对象："我是一名护士，我为您的健康服务。"护士帽有两种：燕帽和筒帽。戴燕帽以短发前不遮眉，后不及领，侧不掩耳为宜。长发要梳理整齐盘于脑后并用网罩将其罩起，发饰素雅、庄重；无论长发短发都要清洁无异味；燕帽应洁白平整无皱褶并能挺立；系戴应高低适中，戴正戴稳，距发际4～5cm；用白色发卡固定于帽后，以低头或仰头不脱落为度。戴筒帽前达眉睫，后遮发际，将头发全部遮盖，不戴头饰；缝封要放在后面，边缘要平整。护士帽反映了护士不落俗和高雅的气质，与护士的整体装束统一和谐。一般情况下，护士在工作期间头部不宜佩戴多种或很醒目的饰物。

2. 工作服　国家卫生和计划生育委员会设计的护士服为连衣裙式，给人以纯洁、轻盈、活泼、勤快的感觉。穿着时衣扣要扣齐、长短要适宜，以衣长刚好过膝、袖长至腕部为宜；腰部用腰带调整，宽松适度；不外露内衣，下着白衬裙或白裤，护士在工作中穿的裙装切忌暴露于工作服之外；袖口清洁干净。为了替换洗涤和以防急用，多备一套制服是必要的。护士服有着特殊的职业含义，不可随意修改，更不可为追求时髦加以改动。

3. 鞋袜　护士鞋以白色或乳白色、平跟或小坡跟且能防滑为宜，鞋跟不要带钉，防止走路时发出声响。根据不同的季节要选择不同的袜子，护士袜宜穿肉色或浅色，袜口部不宜露在裙摆或裤脚外面。

4. 饰品　一般要求护士不佩戴任何饰品，其目的主要是方便工作，同时也是为了树立护士端庄大方的仪表美。护士在工作中时不允许佩戴饰品，如戒指、手链及各种耳饰。为工作需要，可佩戴专为护士打造的护士表，挂在左胸胸前，便于工作时掌握时间。

总之，护士在工作中必须穿着工作服，得体的工作着装更能体现出护士的高雅、文静、温顺、素雅、端庄气质，充分显示心灵内在美与外表美的统一，用美好的服饰仪表给患者一个美好的印象，使患者面对医生、护士时有美的感受和共鸣，给患者以鼓舞和力量，促使其积极主动地配合工作，为完成各项护理任务打下良好的基础，从而使医护工作在高层次服务上得以开拓和发展。

 链　接

护士服的演变

护士服装源于公元9世纪。那时，护士工作主要由修道院中女修道士来承担，有"修道派护理"之称。修女穿统一服装且有面罩，现在的护士帽即由此演变而来，它象征"谦虚服务人类"。19世纪60年代南丁格尔首创护士服装时，以"清洁、整齐并利于清洗"为原则。样式虽有不同，却也大同小异。此后，世界各地的护士学校皆仿而行之。护士服装不仅体现美观、大方、清洁、合体，更追求表现护士纯洁、沉稳、平和的气质。1928年，毕业于北平协和高级护士学校的林斯馨女士首先提出统一全国护士服装的建议，得到响应，当即组成护士服装研究委员会，其标准为简单、易洗、雅观、舒适、庄重，该委员会将重新设计的服装样式刊登在护士季报上，要求全国护士统一制作，此举为统一我国护士服装起了很大的推动作用。20世纪30年代后期，护士服装统一为蓝衣、白裙、白领、白袖头、白鞋、白袜、白色燕尾护士帽，衣裙下摆一律离地25.4cm（10英寸），统一制作半高跟网眼帆布鞋。

 链 接

护士帽上的蓝杠代表什么？

护理部主任或副主任帽上有三条蓝杠（图3-10）。

总护士长帽上有两条蓝杠（图3-11）。

科护士长帽上有一条蓝杠（图3-12）。

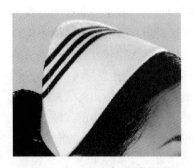 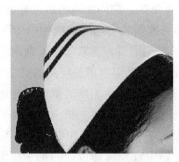 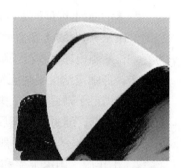

图3-10　护理部主任或副主任帽　　　　图3-11　总护士长帽　　　　图3-12　科护士长帽

二、其 他 着 装

案例 3-3

某护理学院护理礼仪课的课间休息时间，几个活跃的女同学围着年轻的护理梅老师不断地提问。梅老师不仅人长得漂亮，气质优雅，而且平常穿衣典雅得体、时尚大方，是许多女同学崇拜的对象。娜娜问："老师，我的脸色偏黄，而且脸上有痘痘，我应该穿哪些颜色的衣服？"小可问："老师，我属于比较瘦小的体型，我穿衣服要注意什么？"李霞问："老师，我比较胖。肤色也黑，平常我总是穿黑色的衣服，不敢尝试鲜艳的颜色，难道我只能穿黑色吗？"

问题：

1. 这几个同学到底应该怎样选择服装？

2. 怎样的着装才是比较得体、美观的呢？

着装即指服装的穿着。它是一门技巧，更是一门艺术，它不仅仅指穿衣戴帽，而且更由此折射出人们的教养与品位。从本质上讲，着装与穿衣是有一定区别的，穿衣往往看重的是服装的实用性，它仅指将服装穿在身上遮羞、蔽体、御寒或防暑等，而未考虑其他；着装则大不相同，着装实际上是一个人基于自身的阅历、修养和审美品位，在对服装搭配技巧、流行时尚、所处场合、自身特点进行综合考虑的基础上，在力所能及的前提下，对服装所进行的精心选择、搭配和组合，起到反映职业、体现身份、满足审美、保暖遮羞以及体现社会发展时尚元素等的综合作用。

（一）着装的基本原则

每一个人的着装，应根据自己的个性、爱好、情趣、体形等选择适当的服饰，扬长避短，以期通过服装来再现自我，展现自己的修养与品位。因此，每一个人都需要学习掌握一定的文学及艺术修养知识，提高自己的鉴赏能力，并注意学习和掌握着装的基本要求，汲取对自己有益的穿着方式，提高个人的服装品位，从而得到他人的认可与赞誉。一般情况下，着装的基本要求可用以下几项原则概括。

1. TPO 原则 当今，在世界上流行着一个着装协调的国际标准，简称为 TPO 原则。所谓 TPO，是英文 time、place、object 三个单词的缩写字母。T 指的是时间，泛指早晚、季节、时代等；P 代表地点、场合、位置、职位；O 代表目的、目标、对象。TPO 原则是指人们的穿着打扮，要兼顾时间、地点、目的三个要素，只有当我们的着装遵循了这个原则时，才是合乎礼仪的，才能给他人留下良好的印象。

（1）Time 原则

1）符合时间的差异：注意白天和晚上不同的穿着。白天穿的衣服需要面对他人，应当合身、严谨；晚上穿的衣服不为外人所见，可宽大、舒适、随意。在西方，男子午前或白天不能穿小礼服，夜晚不能穿晨礼服；女子在日落前不应穿过于裸露的服装。

2）季节的时令：即与季节交替相适应，不能冬衣夏穿和夏衣冬穿。夏天的服饰应以透气、吸汗、简洁、凉爽、轻快为原则；冬天的服饰应以保暖、御寒、大方为原则，要避免因穿着过于单薄而冻得面色发青、嘴唇发绀、紧缩成团，影响自身的形象。

3）富有时代特色：即要把握顺应时代的潮流和节奏，既不太超前，也不能滞后。过分超前或过分落伍都会令人另眼相看，拉大与人群的心理距离。

（2）Place 原则

1）与地点相适应：不同的国家、地区，因其所处地理位置、自然条件、开放程度、文化背景、风俗习惯不同，着装也不同。如中西方以及经济发达和相对落后地区的国民着装习惯和风俗就不同。在西方许多发达国家，一位少女只要愿意，随时可以穿着吊带背心、超短裙，但她若是以这种服装出现在着装保守的阿拉伯国家，就显得非常失礼，而且很不尊重当地人了。

2）与环境相适应：在不同的环境，如室内与室外、闹市与农村、国内与国外、单位与家中等，其着装理所当然是有所不同的。如在办公室等严肃的环境中，着装应整齐、庄重，不可穿过透、过露或过紧的衣服；而在游山玩水时则应以轻装为宜，力求宽松、舒适、方便，如果这时西装革履，就显得极不协调。

3）与场合相适应：这主要是指上班、社交、休闲三大场合。上班着装要整洁、大方、高雅；社交着装要时髦、流行；休闲着装要舒适、得体；参加庆典要时尚庄重；喜庆场合要华丽；悲伤场合要素雅。

（3）Object 原则：指着装要适应自己扮演的社会角色。人们的着装往往体现了一定的意愿，是有一定的预期的。一个人身着款式庄重的服装前去应聘、洽谈生意，说明他郑重其事、渴望成功；而在这类场合，若着装随随便便、不修边幅，则表示其对事件本身根本不重视，或是自视甚高，根本不把交往的成功与否作为自己的最终目的。又如国家领导人在出国访问、发表演讲时没有穿夹克或短裤等便装的。

2. 适体性原则

（1）与年龄相适宜："爱美之心人皆有之"，装扮自己、展示自我不仅是每个人的权利，同时也是满足人对美的需求。但要值得注意的是不同年龄的人有不同的着装要求。青少年着装以自然、质朴为原则，款式和线条应简洁流畅，以表现出青少年的热情奔放，体现出自然、健康、淳朴的青春美。中年人的着装要体现出庄重、大方的气度，女性可表现出成熟风韵和性格特征，男性可显示阳刚、干练的特征。老年人可选择亮色如砖红、海蓝等色彩掩饰倦怠之相，更能衬托出老年人雍容、华贵、稳重之美。

（2）与肤色相适宜：人的肤色会随所穿衣服的色彩发生美妙或明显的变化。因此，在选择服装时应根据肤色的不同来搭配，从而起到相得益彰的效果。中国人是黄种人，传统的审美观认为肤色应该白里透红、润泽光亮、富有弹性。服装可对人的肤色起到衬托的作用。肤色偏黑的人应选择浅色调如浅黄、浅粉等色彩的服装，这样可以衬托出肤色的明亮感；肤色偏黄的人，应避免穿使肤色看上去更黄的黄色、紫色等服装，可选择蓝色或浅蓝的服装，使偏黄的肤色衬托得娇美洁白；面色苍白的人则不宜穿粉红、浅绿等娇艳色彩的服装，以免显得病态。

（3）与体型相适应：树无同形，人各有异。人与人之间的差异也表现在体形上的千差万变。理想的体形是躯干挺直，身体各部分骨骼匀称，男性肌肉发达，体形呈"T"形，显示健与力的和谐；女性肌肉平滑，体形呈"X"形，表现健与美的和谐。除少数人外，一般人或多或少都存在体形上的不完美，或高或矮，或胖或瘦，或短腿，或宽臀等，这些差异和缺陷要求人们在着装时特别注意服装的色彩、线条、款式与体形相协调。这样才能做到体形好的人锦上添花，体形差的人扬长避短、隐丑显美，以更好的形象参与各种社交礼仪活动。

（4）与职业身份相适宜：不同的职业有不同的服装要求，着装既要体现自己的职业特点，也应与自己所从事的职业、身份、角色形象相协调。特别是工作时的着装，更应体现职业服装的实用性、象征性和审美性。它表现了工作人员的责任感和可信度，也表现了对他人的尊重。如公关工作者服饰须优雅、大方、考究；护士的服饰应朴素、大方和稳重。

职业女性衣着的首要条件是清洁，在办公室穿的衣服应该大方、合体、整洁、高雅，不"招人耳目"。在单位、公司负责的女士，在出席一些正式场合时一般应穿色彩庄重的套裙，以体现干练和稳重，即使在办公室也不应穿过于休闲的运动装和牛仔服；普通职业女性切忌在工作时把自己打扮得花枝招展、穿着过于性感暴露，这既是对工作和同事的尊重，也是自尊、自爱的体现。

💟 链　接
女性夏季穿衣防走光小秘诀

夏天到了，天气越来越热，衣衫也越来越轻薄，一不小心就会有走光的尴尬，完美的形象也消失得无影无踪，几个小秘诀能让你穿得既漂亮又安全：尽量少选过透、过短的衣服；穿短裙、热裤及低领、宽松衣服时必须搭配收拢效果好的内衣，如抹胸、安全裤等；穿短裙下蹲时将双腿靠拢，一腿平蹲；穿短裙落座时2/3的臀部在椅子上，双腿并拢或一条腿搭在另一条腿上；乘坐观光电梯选择离玻璃面远的地方。

3. 个体性原则　服装是外在的，但同时也体现出内在气质。因此，穿衣也要有个性，要穿出自己的特点来。正如世间每一片树叶都不会完全相同一样，每个人都有自己的个性，故着装时既要认同共性，又不磨灭自己的个性。要在人际交往中给人留下深刻美好的印象，取得好的效果，就应该突出服装的个性。

着装要坚持个性，有两层含义：第一，要兼顾自身的特点，做到"量体裁衣"，扬长避短；第二，创造并保持自己独特的风格，同时兼顾大众的审美观，在条件允许的情况下，着装在某些方面应当与众不同。但也要注意不要过分讲究个性、过分标新立异，甚至穿奇装异服，这样不仅不会张扬个性，反而会损害自身形象，给人留下不好的印象。

❤ 链接

在一些时装周或重大庆典上，我们常见明星争奇斗艳，大多数女星都是一身奢侈品牌、一身时尚名牌出席。可著名民族舞蹈家杨丽萍在许多场合出现时几乎都是民族服装、典雅淡妆，特别是一次受邀出席云南昆明的某豪车品牌开业庆典，一袭民族风的蓝布长裙镇住全场不说，手里拎着一个菜篮子，充分彰显了民族原生态时尚，创造并体现了自己独特的穿衣风格。

4. **整体性原则** 正确的着装应当基于统筹的考虑和精心的搭配，其各个部分不仅要"自成一体"，而且要互相呼应、配合，在整体上尽可能显得完美、和谐。着装整体性要重点注意两个方面。

（1）恪守服装本身约定俗成的搭配：如穿西装时相配的是衬衫而不是运动衣，鞋是皮鞋而不是布鞋、拖鞋、运动鞋等。

（2）体现着装整体美的风格：着装时要努力使服装各部分彼此适应，在局部服从整体的前提下，力求展现着装的整体美。如饰物的选择应与着装主色调相近或相对的色彩，以获得和谐的效果。

5. **适度性原则** 无论在修饰程度、数量、技巧上，都要把握分寸，自然适度，追求雕而无痕的效果。

（1）适当的修饰程度：修饰不是矫饰，要有分寸，恰如其分，简繁得当，使被修饰后的人以自然美的姿态出现。切不可盲目模仿，追求不适合自己的装饰，结果弄巧成拙，丧失自然美的魅力。

（2）适度的修饰数量：饰品意在点缀。适度的缀饰可起到画龙点睛、锦上添花的作用，使人更具风采。若修饰过度，往往会给人以轻浮浅薄、俗不可耐的感觉。因此佩饰以少为佳，有时甚至可以没有佩饰。

（3）适宜的修饰技巧：修饰既要美化、生动、具有生命力，更要求真实、自然、天衣无缝。修饰的最高境界是"妆成有却无""自然而然"，既雕琢又没有人工美化的痕迹，好似自然天成。

6. **配色原则** 不同的颜色代表不同的意义，没有不美的色彩，只有不美的搭配。色觉对人的视觉刺激是极为敏感且强烈的，不同颜色的服装穿在不同的人身上会产生不同的效果。因此，根据礼仪的需要和自身的特点，选择适当的服装色彩并进行合理搭配，是美化着装的一个重要手段。

（1）颜色的象征：黑色象征神秘、寂静而富于理性；白色象征纯洁、明亮、高雅；大红象征热情、炽热、喜庆、吉祥；粉红象征柔和、娇嫩、温存；紫色象征高贵、华丽、稳重；黄色象征希望、明丽、朝气；绿色象征生命、活力；深蓝象征自信、沉静；浅蓝象征清爽、文静；褐色象征谦和、亲切。

（2）色彩的冷暖：①暖色：给人温暖、热烈、兴奋之感，如红、黄、橙等；②冷色：给人以清爽、平静、抑制之感，如蓝、黑、绿、白等。

（3）色彩的搭配原则：①统一法：根据色彩明暗的不同来搭配，即把同一颜色按照深浅不同进行搭配，造成一种统一、和谐的美感。如浅灰搭配深灰、墨绿搭配浅绿等。②调和法：用相近的颜色搭配，即色谱上相邻的色，如橙和黄、蓝和绿、白与灰的搭配等。③对比法：用互相排斥的对比色来搭配，形成鲜明的反差，显出鲜艳、活泼、明快的感觉。如红与绿、黄与蓝、白与黑等。④呼应法：即配色时在某些相关部位刻意采用同一种色彩，以便使其遥相呼应，产生美感。如穿西装男士的鞋和包同色、女士的帽子与挎包同色等。⑤陪衬法：女士可以利用丝巾、男士可以利用领带等对整体颜色和风格进行点缀，起到画龙点睛的作用。

无论采用哪一种搭配方法，都应该掌握一条共同的基本原则：协调。协调就是美。

（4）色彩的选择：服装配色以整体协调为基本原则，全身着装颜色搭配最好不要超过三种颜色，而且以一个颜色为主色调，颜色太多会显得乱而无序、不协调。颜色的搭配还应注意和季节的吻合，一般春、夏季多选择冷色，秋、冬季多选择暖色，同时着装配色还要考虑个人的肤色、体型、年龄，如年轻人可选择上深下浅的服装颜色搭配，显得活泼、飘逸、富有青春气息；老年人选择上浅下深的服装颜色搭配，显得稳重、沉着；肤色黑的人不宜选颜色过深或过浅的服装，肤色发黄的人不宜选土黄、灰色的服装等；体型胖的适宜选择颜色较深的服装，体型瘦小的则适宜选择明亮的浅色服装。

（二）正式场合着装的基本要求

案例 3-4

小李大学刚毕业便加入了一家公司被分配到销售部，具体从事产品推销工作。为工作早出成绩，小李可以说付出了很多心血。不久，一家大型企业有意订购他们公司的产品，公司派小李去和对方进行商业会谈。面对这样的机会，小李很兴奋、也很重视，穿上自己刚买的深色西装、衬衣并系好领带，为体现自己年轻人的朝气穿了双时尚运动鞋兴冲冲地来到了会谈地点，但令他困惑不解的是洽谈非常顺利，握手道别时对方看他的眼神却流露出一丝疑惑，最终这次推销没有成功。

问题：小李这次推销被拒的原因是什么？

正式场合是指气氛比较端庄、严肃的场合。一般包括学术性的，如老师演讲、学术会议、颁发奖状会议等；政治性的，如首脑会议、人民代表大会等；商务性的，如商业洽谈、剪彩仪式等；还有一些风俗性的，如参加婚礼、晚会、宴会、葬礼等。在这些场合要求出席人员着装要符合身份、保守庄重、遵守惯例、干净整洁，还要注意根据自身特点扬长避短。正式场合一般建议男士选择西装或中山装，女士选择裙装或民族服装，以套裙为最佳。

1. **男士西装的着装规范**　西装源于欧洲，其造型美观、做工考究、线条简洁流畅、立体感强、适应性广泛，是目前世界上最流行的正统服装，也是现代人际交往中最得体、标准的礼仪服装。无论男士还是女士穿上后都会显得典雅大方、极富魅力。西装的穿着十分讲究，俗话说："三分在做，七分在穿。"我们在穿着西装时应遵循以下礼仪原则。

（1）穿着合体：合体的西装才能体现出西装庄重典雅的魅力。穿着合体的具体要求有：西装上衣的长短以平行于下垂手臂的虎口为宜，领子应紧贴衬衫并低于衬衫领口 1cm 左右，袖长以达到手腕为宜，衬衫的袖长应比西装的袖子长出 1.5cm 左右，西装上衣的胸围以穿一件羊毛衫感到松紧适中为宜，西装裤子要长短适宜，长度以裤管盖住皮鞋为佳，西装要整体平整洁净，裤线应笔挺。

（2）配好衬衫：一件好的西装必须有好的衬衫相配。衬衣领口的尺寸要合体，领子、袖口要干净、平整、坚挺。衬衣的下摆必须塞在西裤里面，要系好领口和袖口的扣子（不系领带则不必扣上领口的扣子）。衬衣颜色的深浅应与西装的颜色成对比色，不宜选择同类色，否则，搭配后分不出衬衣和西装的层次感。正式场合男士不宜穿色彩鲜艳的格子或花色衬衣，白色衬衣是西装的最佳搭配，令男士显得精神焕发，充分衬托出西装的美观。

（3）领带的选择：领带是西装的重要配件，是男士特有的装饰品，也是衣橱里出现频率最高的饰物，也有人说领带是男士服饰的灵魂。凡在正式场合，穿西装必须系领带，否则会被视为失礼。

选择领带时要注意领带的颜色、图案应与西装、衬衣相协调，还要注意和场合的一致。领带和西装一般可采用相近的协调色，也可以选用相反的对比色。以比较讲究的观点看，上衣的颜色应该成为领带的基础色，黑色西装配灰、蓝、绿等与衬衫色彩协调的领带，穿白色为主的衬衫和浅色衬衫；暗蓝色西装可以配蓝、胭脂红和橙黄色领带，穿白色和明亮蓝色的衬衫；穿灰西装可配灰、绿、黄和砖色领带，穿白色为主的浅色衬衫。同时还要注意领带的面料和质量，在条件允许的情况下尽量选择做工精良丝质领带为佳。

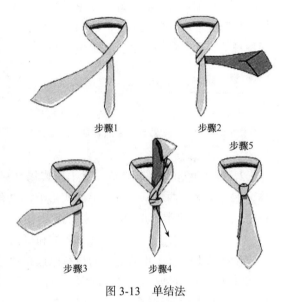

图 3-13　单结法

系领带时衬衣的第一个扣子要扣好，领带结要打得饱满周正、不松不紧，上面宽的一片要略长于窄的一片，领带的长度以系好后下端达到皮带扣处为宜。领带夹是佩戴领带时的饰物，应夹在衬衣的第三个和第四个纽扣之间。

领带的结法很多，常用的结法有三种，第一种为单结（图 3-13），较常用，第二种为单双结（图 3-14），较漂亮，第三种为温莎结（图 3-15），是最标准的结法。

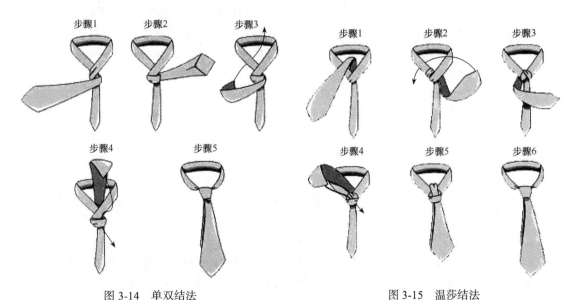

图 3-14　单双结法　　　　　图 3-15　温莎结法

（4）配好鞋袜：穿西服套装必须穿皮鞋，便鞋、布鞋和旅游鞋都不合适。皮鞋的颜色应以黑色、深棕色等深色皮鞋为宜，或与西装的颜色一致、协调，要略有鞋跟，并且要经常保持皮鞋的清洁度。袜子也是一个重要的环节，应穿与裤子、皮鞋类似颜色或较深颜色的袜子，穿浅色或鲜艳颜色的袜子显得轻浮。男袜不要太薄或太厚，以棉线袜为最好，袜筒不要太短，以中长筒为宜。

（5）西装的款式：西装纽扣有单排、双排之分，纽扣系法也有不同的要求。双排扣西装应把扣子都扣好；单排扣西装一粒扣的，系上端庄，敞开潇洒；两粒扣的，只系上面一粒扣是洋气、正统，只系下面一粒是牛气，全扣上则显得非常正统，都不系敞开是潇洒、帅气；三粒扣的，系上面两粒或只系中间一粒都符合规范要求。

（6）其他要求：西装的上衣口袋和裤子口袋里不宜放太多的东西。穿西装内衣不要穿太多，春秋季节只配一件衬衣最好，冬季衬衣里面也不要穿棉毛衫，可在衬衣外面穿一件羊毛衫。穿得过分臃肿会破坏西装的整体线条美。西装袖口的商标牌应摘掉，熨烫平整，否则不符合西装穿着规范，在高雅场合会让人贻笑大方。

 链　接

男士西装穿着十忌

一忌不摘商标牌；二忌西装裤子短；三忌西服袖子长；四忌衬衫放在西裤外；五忌领带过短或过长；六忌西装搭配运动鞋；七忌西服口袋鼓囊囊；八忌上衣扣子都扣上；九忌黑色皮鞋配白袜；十忌破洞、皱巴巴地穿身上。

2. **女士套裙的着装规范**　女士正式场合穿着的裙装中以套裙为首选。它是西装套裙的简称，上身是女式西装，下身是半截式裙子，也有三件套的套裙，即女式西装上衣、半截裙外加背心。那么，套裙应如何穿着、搭配才得体呢？

（1）上衣：女士正装上衣讲究平整和挺括，较少使用饰物和花边进行点缀，穿着时要求纽扣应全部系上。女士正装搭配的衬衫以选择单色为最佳，色彩与所穿套裙颜色协调，或外深内浅或外浅内深，形成两者之间的深浅对比。面料要求轻薄而柔软，如真丝、麻纱、府绸、罗布、涤棉等。女士穿着衬衫还应注意以下事项：衬衫的下摆掖入裙腰之内而不要悬垂于外，也不要在腰间打结；衬衫的纽扣除最上面一粒可以不系上，其他纽扣均应系好；穿着西装套裙时不要脱下上衣而直接外穿衬衫，衬衫之内应当穿着内衣且内衣不能显露出来。

（2）裙子：女士正装裙子以窄裙为主，年轻女性的裙子下摆在膝盖以上3～6cm，不可太短；中老年女性的裙子则应选择下摆在膝盖以下3cm左右。裙子里应穿着衬裙。真皮或仿皮的西装套裙不宜在正式场合穿着。

（3）衬裙：特指穿在裙子之内的裙子。穿套裙时，尤其是穿丝、棉、麻等薄型面料或浅色面料的套裙时，假如不穿衬裙，就很有可能会使自己的内裤为外人所见，那样是很丢人的。衬裙的色彩宜为单色，如白色、肉色等，二者要么彼此一致，要么外深内浅。应注意线条简单、穿着合身、大小适度，绝不能长于外穿的套裙，也不能过于肥大。

（4）内衣：一套内衣往往由胸罩、内裤以及腹带、吊袜带、连体衣等构成。选择内衣最关键的是要使之大小适当，起到支撑和烘托女性线条的作用。

（5）鞋袜：与女士套裙配的鞋子宜为皮鞋，并且以牛皮鞋为上品，黑色最为正统。此外，与套裙色彩一致的皮鞋亦可选择。袜子应为尼龙丝袜或羊毛袜，肉色、黑色、灰色等单色为佳，彩色袜以及白色、红色、蓝色等色彩的袜子都是不适宜的。与套裙配套的鞋子宜为高跟、半高跟的船式皮鞋或盖式皮鞋，高筒袜与连裤袜是与套裙的标准搭配。

女士在各种正式的交往中，套裙可以说是服装中的最佳选择，尤其是在涉外活动中。在出席宴会、舞会、音乐会时，可酌情选择与此类场面相协调的礼服或时装。在正式场合，女士不仅要注意穿着得体，还要注意言谈举止，如站立时周正、舒展；就座时双腿并拢；行走时步伐轻、稳等；交谈时谈吐高雅，这样才能给人以端庄、典雅、优雅、大方的良好整体印象。

链接

女士套裙十忌

一忌头发凌乱失端庄；二忌套裙不合体；三忌上衣纽扣不扣上；四忌衬衣当作外衣穿；五忌黑色皮裙穿身上；六忌光腿穿套裙；七忌袜子残破色不搭；八忌裙袜间现三节腿；九忌套裙搭配休闲鞋；十忌举止不当丢形象。

（三）佩饰

佩饰又称为饰物或者服饰，这里所指的是人们在着装的同时所选用、佩戴的装饰性物品。佩饰的实用价值不是很强，它对于人们的穿着打扮，尤其是对于服装而言，只起着辅助、烘托、陪衬、美化的作用。从审美的角度来看，它与服装、化妆一起被列为人们用以装饰、美化自身的三大法宝之一。较之于服装，它更具有装饰、美化人体的功能。所以，有人不仅将它视为服装的一个有机组成部分，而且还将它当作人们的服饰之中集聚他人视觉的焦点，认为它能起到画龙点睛的作用。

1. 饰物的使用规则　饰物，尤其是首饰，由于其装饰作用很强，越来越受到人们尤其是女性的青睐。首饰已经成为人们在社交场合的"常备品"。如想让这些饰物起到画龙点睛的作用，就必须知道其使用的规则，不然很容易弄巧成拙，画蛇添足。简单概括使用的规则就是：以少为佳、力求同色、争取同质、符合身份、扬长避短、搭配协调、遵守习俗。

（1）数量规则：在使用首饰的时候一定要以少为佳。需要佩戴多种首饰时，一般不要超过三件；使用一种饰物时，一般不超过一件（新娘除外）。

（2）色彩规则：佩戴饰物色彩要求力求同色，不要五彩缤纷，让人眼花缭乱。千万不要成为远看像棵"圣诞树"，近看是个"杂货铺"。

（3）质地规则：佩戴饰物质地要求争取同质，即一次佩戴多种饰物的时候，所佩戴的饰物应质地相同、协调一致。一般情况下，正式场合需佩戴高档的珠宝首饰，非正式场合可以佩戴一些随意的显得活泼的首饰。

（4）身份规则：所选用的首饰一定要符合自己的身份。仅凭个人爱好是不可取的，一定要看自己所从事的职业，自己的年龄、性别、工作环境等是不是和所佩戴的饰物协调。

（5）体型规则：不是每种首饰戴到每个人身上都是好看的，不能一味地效仿别人，在选用首饰的时候，应考虑自己的体型适合什么款式，达到扬长避短的目的。

（6）季节规则：一年四季气温在不断变化，我们在佩戴首饰的时候，要注意与季节相吻合。金色、深色首饰适合冷季佩戴；银色、艳色首饰适合暖季佩戴。

（7）搭配规则：佩戴首饰一定要与服装相协调，把饰物视为服装整体中的一个环节。要同时兼顾穿着的服装的质地、色彩、款式。

（8）习俗规则：佩戴首饰要遵守习俗，不同的地区、不同的民族，佩戴习惯不一样，要做到入乡随俗，所以首先要了解一个地方的风俗习惯，同时尊重各民族的风俗。

2. 常见的饰物及其佩戴方法

（1）戒指：戒指又叫指环，佩戴于手指之上，男女老少皆宜。一般佩戴讲究戴在左手上，而且最好仅戴一枚，至多两枚。戴两枚戒指时，可戴在一只手相邻的两个手指上，也可戴在两个手对应的手指上。拇指通常不戴戒指。一个手指上不能戴多枚戒指。对于新娘，钻戒是最正规的结婚戒指。不同的手指戴法有不同的含义：①示指：无偶求爱；②中指：在热恋中；③无名指：名花有主，已婚；④小指：终身不嫁（娶）独身主义。在不少西方国家，未婚少女的戒指是戴在右手中指上，修女则把戒指戴在右手无名指上，表示把爱献给了上帝。戒指突出表现的是手，给人以美感，所以一定要注意手的保养及指甲的修剪。

（2）耳环：耳环又叫耳饰，可分为耳环、耳链、耳钉、耳坠等。一般情况下多为女性使用，并且讲究成对使用，每只耳朵上一只。大家在佩戴耳环时一定要注意脸型、身材与耳环的协调。一般来说，脖子短且粗的人不宜戴耳环，更不应戴大耳环。如果颜面部太小或太短也不宜戴耳环，如果很想佩戴，应戴耳钉或小巧的耳环。耳轮小或面部较长的人适宜佩戴，佩戴大一点的会显得更美。选用耳环时，还需同时考虑服装的颜色和样式，要配合得典雅得体、楚楚动人。除此之外，还要注意头型、年龄、场合的搭配要相得益彰。

（3）项链：项链是戴于颈部的环形首饰。男女均可佩戴，但男士佩戴时一般不应外露。佩戴项链首先要与服装质感相配：麻织衣物应配以木质、贝壳类；丝绸的配以精细、样式别致的金银质项链；光泽感较强的宜配珍珠项链；颜色较深的软料衣服可配以金属的。其次要注意项链的长短同领型的调节与搭配：小圆领或一字领配长项链；大型领配以较短的项链；作为颈部与衣领之间的过渡，若领型的设计本身较繁杂或有饰物，则不宜再戴项链。另外，项链粗细应与脖子的粗细成正比，长短应与场合、服装搭配：短项链（约长40cm）适合搭配低领上装；中长项链（约长50cm）可广泛使用；长项链（约长60cm）使用于社交场合；特长项链（70cm以上）使用于隆重的社交场合。

（4）胸针：别在胸前的饰物多为女性使用。图案以花卉为多，故又称胸花。穿西装时，胸针应别在左侧领上；穿无领上衣时，应别在左侧胸前。发型偏左者，胸针应居右，反之亦然。具体别放高度在自上而下的第一颗与第二颗纽扣之间。佩戴胸针要注意与季节、场合的搭配，夏季宜戴有轻巧感的胸针；冬季以设计精致为主。另外，外出郊游可选择花卉、蝴蝶、昆虫造型的胸针；参加音乐会，可选择乐器造型的胸针。

（5）围巾：围巾是缠绕于颈部，用于御寒或装饰的长条或方形的针织品或纺织品。其中大的丝巾可做披肩，也可用来包头。漂亮的丝巾、合适的系法可以让服装更出色，创造出个人独特的穿着格调。丝巾的基本打法是：方巾折成三角巾、长巾、扇巾、梯巾，打活结或平结。不同的服饰，丝巾的打法不一样，怎么变化，就要靠自己的慧心巧手。一般情况下把围巾搭在脖子上，两端垂直在胸前，上衣领口的纽扣打开，露出项链，看上去显得洒脱大方，这种围巾颜色不宜太深，要显得厚且挺实为好；将围巾缠卷在衣服内，让人感到一种高贵气质，这种围巾颜色深浅要与衣服相配，围巾应薄一点，短一点为好；三角巾、大披肩有时系于肩或垂挂在肩上，也很雅致洒脱，一般这种佩戴法适于身材高大者；用长围巾包裹外出，会在冬天时绕出妩媚，为你带来有色彩的心情。下面介绍五种长围巾的系法。

第一种：将围巾的长度一分为二折叠后向前搭在脖子上，将左边的围巾从右边的折叠处穿过去。效果：文静、可爱。

第二种：前后分搭这是最常见的一种系法，随意而洒脱，将围巾往前搭在脖子上，一长一短，长的一侧经胸前向后搭于对侧肩上。效果：随意、洒脱。

第三种：将围巾往前搭在脖子上，在胸前交叉后分别绕过后颈搭在前肩上。效果：成熟、有风韵。

第四种：前系式。将围巾往后搭之后分别绕到胸前，左右对齐，再左右系结。效果：传统、温柔。

第五种：侧穿式。围巾往后搭之后分别绕到胸前，右边要比左边留长一些；右边的围巾从前颈穿过去。

（6）手链或手镯：手链或手镯是一种佩戴于手腕上的链状或环状饰物。手链男女都可佩戴，手镯则只适用于女性。一般情况下，手链应仅戴一条，并应戴在左手上；手镯则可以同时佩戴两只。手链、手镯一般情况下不能同时佩戴，而且不能一手戴多只。

（7）手表：手表又叫腕表，是佩戴在手腕上的用以计时的工具。在社交场合，佩戴手表通常意味着时间观念强，作风严谨；不带手表的人或是经常向别人询问时间的人，会令人反感。在正规的社交场合，手表对于男性来说备受重视，因为属于男性的饰物本来就很少，所以大家的眼光都会放在手表上。按价格分：1万元以上的属于豪华表，2000元到1万元属于高档表，500元到2000元属于中档表，500元以下属于低档表。在正式场合，不管你的手表档次如何，一定要注意不要带失效表、广告表、卡通表等劣质表。

链 接

美国人着装上的细节要求

崇尚自然、偏爱宽松、讲究舒适、体现个性是美国人着装的基本特征。虽然平时不是十分讲究，但其着装上有一些细节要求，在我们与美国人打交道时一定要加以注意，以免对方产生不良印象。首先美国人非常注意服装的整洁，一般情况下，他们的衬衣、袜子、领带必须一天一换；拜访美国人时进门一定要脱下外套和帽子，美国人认为这是一种礼貌；美国人十分注意着装的细节，在他们看来穿深色西装和白色袜子或者让袜口露在裙摆的下面都是缺乏基本的着装常识；在美国，女性最好不要穿黑皮裙，不然的话就会被视为非"良家妇女"。穿着睡衣、拖鞋会客或是以这身打扮外出，会被认为失礼；出入公共场所化艳妆会被视为缺乏教养；在室内依旧戴着墨镜不摘的人，往往被视为"见不得阳光的人"。

小 结

护士要学会修饰仪容美：注意头发的养、护、美，保持面容干净、整洁，并施职业淡妆，做到端庄、简约、清丽、素雅。真正成为人们心目中的"白衣天使"。

服饰是衣着和装饰，是一种文化，也是一个国家和民族礼仪的标志之一。着装的原则包括TPO原则、适体性原则、个体性原则、整体性原则、适度性原则、配色原则。护士工作中的着装原则是在工作岗位上应穿工作服，穿工作服要佩戴工作牌，工作服要整齐清洁。护士与工作有关的饰物有护士表、发卡、胸卡，与工作无关的饰物佩戴原则是以少为佳，不戴为好。

思 考 题

1. 护士在工作岗位上应遵循哪些着装原则？
2. 饰物的使用规则包括什么？

第四章 仪态礼仪

学习目标

1. 熟悉不同场所中的行走礼仪，如电梯、楼梯。
2. 掌握基本举止礼仪和工作举止礼仪，包括站姿、坐姿、行姿、蹲姿、端治疗盘、持病历夹、推治疗车、搬椅子的基本要求和规范。
3. 了解各种表情和手势的应用。

第一节 表 情

表情是人类的情绪、情感的生理性表露。人的其他部位也可以有表情，但多为面部表情的辅助表现，所以表情主要指面部表情。现代心理学家总结过一个公式：感情的表达＝言语（7%）＋声音（38%）＋表情（55%）。可见表情在人与人之间的沟通上占有相当重要的位置。

一、表情的作用

表情是人的无声语言，在世界上几乎可以通用，在人际交往中，它能直观、形象、真实、可信地反映人们的思想、情感。一个人的表情显示的信息影响着他的社交活动，一张热情、友好、和蔼可亲的面孔会使其社交活动得心应手。护士的表情变化对患者来说非常敏感，因为它对患者的心理、生理都会产生很大的影响，所以，要求护士一方面要处处训练自己的表情友好、热情、自然、轻松，给患者留下良好的印象，同时还要特别注意观察、鉴别患者的表情，了解他们的心理活动，及时给予心理治疗和护理。

案例 4-1

临 床 阵 地

一位护士给患者输液，扎了一针没进血管，准备再扎一针，她面无表情地说："再来一针。"但遭到患者拒绝。第二天，另一位护士给这位患者输液，同样没有扎进去，这位护士充满愧疚地说："真对不起，还得再扎一针。"这位患者却安慰她说："没关系，慢慢来"。

问题：

为什么同一位患者，对两位护士却有不同的态度呢？

二、表情的构成因素

（一）眼神

眼睛是心灵之窗，心灵是眼神之源，眼睛是人体中无法掩盖情感的焦点。即使是一瞬即逝的眼神，也能迸发出千万条信息，表达丰富的情感和意向，泄露心底深处的秘密。所以说，从一个人的眼睛中，通常能看到他的内心世界。

人们在日常生活中借助于眼神所传递的信息称为眼语。如眼球的转动、视线的转移速度和方向、眼与头部动作的配合等都是眼语，这种奇妙复杂的眼语，无时不在传递着信息，进行着交流。在人类的感觉器官中，眼睛最为敏感，其感觉一般占人类总体感觉的 70% 左右。泰戈尔曾指出："一旦学会了眼睛的语言，表情的变化将是无穷无尽的。"

1. 眼语的构成　眼语的构成一般涉及时间、角度、部位、方式、变化五个方面。其中，时间是交往双方相互注视的时间长短；角度是目光发出的方向；部位是在人际交往中目光所及之处；方式是在社交场合注视他人的方式；变化是在人际交往中，注视对方时眼皮的开合、瞳孔的变化、眼球的转动、视线的交流等。

2. 眼语的应用

（1）时间：注视对方时间的长短。在交谈中，听的一方通常应多注视说的一方。

1）表示友好：若要表示对患者关心，则注视对方的时间应占全部相处时间的三分之一左右。

2）表示重视：若要对患者表示关注，则注视对方的时间应占全部相处时间的三分之二左右。

3）表示轻视：若注视患者的时间不到全部相处时间的三分之一，往往意味着瞧不起对方或对他不感兴趣。

4）表示敌意或兴趣：若注视患者的时间超过全部相处时间的三分之二以上，则表示不喜欢对方或对他抱有敌意。还有另一种情况，如果面对的是异性患者，每次目光对视不应超过 10 秒，长时间目不转睛注视对方是失礼的表现，易引起误会。

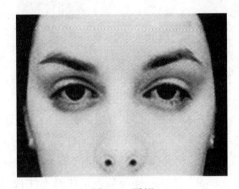

图 4-1　平视

（2）角度：在注视他人时，目光的角度是关系到与交往对象亲疏远近的一大问题。

1）平视：即视线呈水平状态，也称为正视。一般适用于在普通场合与身份、地位平等的人进行交往（图 4-1）。

2）侧视：是平视的一种特殊情况，即位居交往对象一侧，面向对方，平视看对方。它的关键在于面向对方，否则即为斜视对方，那是很失礼的。

3）仰视：即主动居于低处，抬头向上注视他人。它表示着尊重、敬畏之意，适用于晚辈与长辈、下级与上级交谈之时。

4）俯视：即低头向下注视他人，一般用于身居高处之时。它可对晚辈表示宽容、怜爱，也可对他人表示轻蔑、歧视。护士应尽可能与患者保持目光平行，即平视。与患儿交流时可采用蹲式、半蹲式；与卧床患者交流时可采用坐位或身体尽量前倾，以降低身高，避免俯视。

（3）部位：在一般情况下，护士注视患者的部位以双眼光上线、唇心为下顶角所形成的倒三角区，使患者产生一种恰当、有礼貌的感觉。注视范围过小或仅盯住眼睛会使患者紧张、不自在；注视范围过大或不正眼对视患者，会使患者产生不被重视的感觉。允许注视的常规部位有：

1）胸部以上至额头为安全区，给对方以安全、稳重的感觉，但与对方谈论重要事情时，要以平视的目光注视对方的双眼。

2）腰部以下为隐蔽区，眼神如一直在这个区打量会给对方带来不安。

3）身体以外为敏感区，尤其头顶，交谈时眼睛在对方体外不停张望，会让对方感觉你目中无人。

护士在与患者交往时要注意：咨询病情时，应注视对方双眼，表示重视对方，但时间不宜过久。这叫关注型注视；观察病情时，没有局限哪个区域，但观察隐蔽区的时间不能太长（手术治疗除外）。

（4）方式：在社交场合注视他人可以有多种方式。常见的有直视、凝视、盯视、虚视、扫视、睨视、眯视、环视、他视、无视等。

1）直视：即直接注视交往对象，它表示认真、尊重，适用于各种情况。若直视他人双眼，则称为对视。对视表明自己大方、坦诚，或是关注对方。

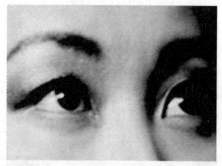

图4-2　凝视

2）凝视：是直视的一种特殊情况，即全神贯注地进行注视，用以表示专注、恭敬（图4-2）。

3）盯视：即目不转睛，长时间地凝视某人的某一部位。它表示出神或挑衅，故不宜多用。

4）虚视：是相对于凝视而言的一种直视，其特点是目光不聚焦于某处、眼神不集中。它多表示胆怯、疑虑、走神、疲乏，或是失意、无聊。

5）扫视：即视线移来移去，注视时上下左右反复打量。它表示好奇、吃惊，不可多用，对异性尤其禁用。

6）睨视：又称鄙视，即斜着眼睛注视。它多表示怀疑、轻视，一般忌用。与初识之人交往时，尤其应当忌用。

7）眯视：即眯着眼睛注视。它表示惊奇、看不清楚。此种方式不美观，故也不宜采用。

8）环视：即有规律地注视不同的人员或事物。它表示认真、重视。适用于同时与多人打交道，表示自己"一视同仁"。

9）他视：即与某人交往时不注视对方，反而望着别处。它表示胆怯、害羞、心虚、生气、无聊或没有兴趣。它给人的感觉往往是不太友好，甚至会被理解为厌烦、拒绝。

10）无视：即在人际交往中闭上双眼不看对方，又叫闭视。表示疲惫、反感、生气、无聊或没有兴趣。它给人的感觉往往是不大友好，甚至会理解为厌烦、拒绝。

护士对患者一般使用直视居多。

（5）变化：在人际交往中，目光、视线、眼神都是时刻变化的。

1）眼皮的开合：人的内心情感变化会使其眼睛周围的肌肉进行运动，从而使眼皮的开合也产生改变，如瞪眼、眯眼、闭眼等。瞪大双眼表示愤怒、惊愕；睁圆双眼则表示疑惑、不满。眼皮眨动一般每分钟5～8次，若过快表示活跃、思索；过慢则表示轻蔑、厌恶。有时，眨眼还可表示调皮或不解。如患者到分诊台询问某科护士，护士连眼皮都没抬一下，伸手向某处指了指，患者会感到护士对自己不尊重，由此会对护士产生不良印象。

2）瞳孔的变化：往往不由自主地反映着人们的内心世界。平时，它变化不多，若突然变大，发出光芒，目光炯炯有神时，表示惊奇、喜悦、感兴趣；若突然缩小，双目黯然无光，则表示伤感、厌恶、毫无兴趣。

3）眼球的转动：若眼球反复转动，表示在动心思。若悄然挤动，则表示向人暗示。视线交流在人际交往中表示特殊意义，其一，可表示爱憎；其二，可表示地位；其三，可表示补偿；其四，可表示威吓。它的具体做法应因人、因事而异。与他人交往，不交流视线不行，交流视线不当也不行（图4-3）。

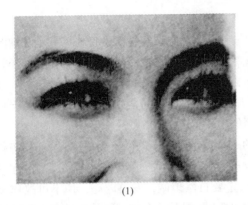 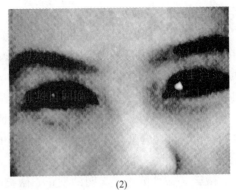

(1)　　　　　　　　　　　　　　　(2)

图 4-3　眼神练习

① 每天用 5～10 分钟对着镜子静坐，让镜中的眼睛与你的眼睛交流，让眼睛微笑，不借助嘴巴，观察镜中眼神的交流、变化。

② 每天用 5 分钟做一段眼球上下左右转动的练习操，锻炼眼睛的灵活性。

案例 4-2

手术为什么不做了

患者女性，48 岁，患乳腺癌，欲行乳腺切除术。护士进行术前教育。进入病房后，护士站在病床前和患者交谈，观察患者的神态，安慰鼓励患者，但由于当时病房人较多，护士和患者交流时目光不专注，而且四处张望，并与其他人说说笑笑，致使患者在术前没能平静下来，最终使手术不得不推迟进行。

问题：

本来患者在护士进行术前教育后就可以进行手术了，为什么手术没有如期进行？

（二）笑容

笑容是人们在笑的时候所呈现出的面部表情，它通常表现为脸上露出喜悦的表情，有时还常常伴以口中发出欢喜的声音。

从广义上讲，笑容是一种令人感觉愉快的、既悦己又悦人、发挥正面作用的表情，它是人际交往的一种轻松剂和润滑剂。利用笑容，人与人之间可以增加信任感，缩短彼此之间的心理距离，打破交际障碍，为深入沟通与交往创造和谐、温馨的良好氛围。有人说"一个美好的微笑胜过十剂良药"，说明适时的笑是有利于健康和修身养性的。医护人员的微笑能减轻患者的痛苦，促进患者的身心健康。正因如此，可以毫不夸张地说，"笑"是医护工作的一个重要组成部分（图 4-4）。

1. 笑的种类　在日常生活中，笑的种类很多。它们绝大多数都属于善意的，但也有极少数失礼的。在此重点介绍六种合乎礼仪的笑容，分别如下。

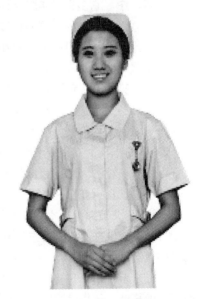

图 4-4　愉快的表情

（1）含笑：是一种程度最浅的笑，它不出声、不露齿，仅是面含笑意，表示接受对方，待人友善。其适用范围较为广泛。

（2）微笑：是一种程度比含笑深的笑，关键是善于运用眼睛和嘴巴，它的特点是眼神温和、嘴角部向上移动，略呈弧形，但牙齿不会外露。它是一种典型的自得其乐、充实满足、知心会意、表示友好的笑，是社交场合中最有吸引力、最有价值的面部表情。在所有的笑容里，微笑是最自然、最真诚、最友善的面部表情，为世界所有的民族所认同，如果说笑的本质在于自信、热情、友好的话，那么微笑便是最充分、最全面的体现。

微笑是礼貌待人的基本要求，是心理健康的一个标志。护士的微笑会使患者心情舒畅，使其感受到来自护士的关心和尊重，帮助患者树立战胜疾病的信心，会大大缓解患者身心的痛苦和压力。微笑是一种健康、文明的举止。微笑一定要自然坦诚，发自内心，切不可故作笑颜、假意奉承。如何使笑容显得更加可爱、美丽，作为护士平时就要多进行眼神和嘴角的配合训练，将自己最美的微笑留给患者（图4-5）。

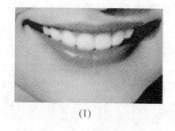 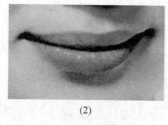 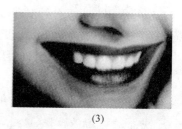

(1)　　　　　　　　(2)　　　　　　　　(3)

图4-5　嘴角训练

（3）轻笑：在笑的程度上较微笑为深。它的主要特点是：嘴巴微微张开一些，上齿显露在外，眉毛上扬，不过仍然不发出声响。它表示欣喜、愉快，多用于会见亲友、向熟人打招呼，或是遇上喜庆之事的时候。

（4）浅笑：是一种特殊的轻笑。与轻笑稍有不同的是：浅笑表现为笑时抿嘴，下唇大多被含于牙齿之中。它多见于年轻女性表示害羞之时，通常俗称为抿嘴而笑。

（5）大笑：是一种在笑的程度上由浅到深的笑。其特点是：嘴巴大张，呈现为弧形；上下牙齿都暴露在外，并且张开；口中发出"哈哈哈"的笑声，但肢体动作不多。它多见于开心时刻，尽情欢乐，或是高兴万分。

（6）狂笑：是一种在程度上最高、最深的笑。它的特点是：嘴巴张开，牙齿全部露出，上下牙齿分开，笑声连续不断，肢体动作很大，笑时往往前仰后合、手舞足蹈、泪水直流、上气不接下气。它出现于极度快乐、纵情大笑之时。

2. 笑的本质　在以上六种常规的笑容中前四种比较常见，并以微笑最受欢迎。它是最自然、最大方、最富吸引力、最有价值、最为真诚友善的笑。在患者面前，微笑可以使人自然轻松，如沐春风，加深理解，产生共鸣，缓解紧张，消除误会、疑虑和不安。微笑被视为"参与社交的通行证"，又被称为基本笑容或常规表情。它可以展示出以下几个方面的心态和素养。

（1）心境良好：只有心态平和、心情愉快、心理正常、善待人生、乐观面世的人，才会有真诚的微笑。

（2）充满自信：只有不卑不亢、充满自信心的人，才会在人际交往中为他人所真正接受。而面带微笑者，往往说明对个人能力和魅力有自信。

（3）真诚友善：微笑示人，反映出心地善良、坦坦荡荡、真心待人而非虚情假意。

（4）乐于敬业：在工作岗位上微笑待人，说明热爱本职工作，乐于恪尽职守，认真工作。

3．笑的方法　不同的笑容，有不同的展现方法。笑的共性在于，面露喜悦之色，表情轻松愉快。笑的个性则在于：具体的眉部、唇部、牙部、声音彼此之间的动作、配合往往不尽相同。以微笑为例（图4-6），它的具体做法大致可分为四点。

（1）额部肌肉收缩，使眉位提高，眉毛略为弯曲成弯月形。

（2）两侧面颊上的肌肉收缩，并稍微向上拉伸，使面部肌肤看上去出现笑意。

（3）唇部肌肉进行配合，唇形稍微弯曲，嘴角稍稍上提，双唇关闭，不露牙齿。

（4）自觉地控制发声系统，不发出笑声。

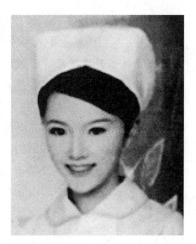

图4-6　微笑

 链　接

脸部的变化——表情的魅力

"脸反映出了人们的心理状态。"

"脸就像一台展示我们的感情、欲望、希冀等一切内心活动的显示器。"

面部表情是多少世纪培养的成功的语言，是比嘴里讲的要复杂千百倍的语言。

"一个人……他心灵的每一个活动都表现在他的脸上，刻画得很清晰，很明显。"

4．笑的禁忌

（1）假笑：虚假，皮笑肉不笑。它有悖于笑的真实性原则，是毫无价值可言的。

（2）冷笑：含有怒意、讽刺、不满、无可奈何、不以为然等意味的笑。这种笑非常容易使人产生敌意。

（3）怪笑：怪里怪气，令人心里发麻。它多含有恐吓、嘲讽之意，令人十分反感。

（4）媚笑：有意讨好别人的笑。它并非发自内心，带有功利性目的。

（5）怯笑：害羞或怯场的笑。例如，笑的时候以手掌遮掩口部，不敢与他人交流视线，甚至会面红耳赤、语无伦次。

（6）窃笑：偷偷地笑。多表示扬扬自得、幸灾乐祸或看他人的笑话。

（7）狞笑：笑时面容凶恶。多表示愤怒、惊恐、吓唬他人。此种笑容毫无美感可言。

第二节　举　　止

一、举止的要求

举止是人们在活动或交往过程中所表现出的各种姿态，也称为举动、动作或仪态。它是一种无声的语言，能表达人类的思想感情变化及对外界的反应，并且更富有连续性、多样性、深刻性、真实性和可靠性。因此，语言学家们将举止称为体态语言（简称体态语或体语），又称第二语言或副语言。

举止得体与否，直接反映出人的内在素养。举止的规范到位与否，也影响着他人对自己的印象和评价。可以说，举止就像一面折射透视镜，能使人既见其表又窥其内。因此，在人际交往中，尤其是正式场合，人们的举止要符合约定俗成的行为规范，做到"坐有坐姿，站有站相"，要文明、优雅、敬人。文明是要求举止自然、大方，高雅脱俗，借以体现自己良好的文化修养；优雅是要求举止美观、得体适度，不卑不亢、赏心悦目，具有良好的风度；敬人是要求举止礼让他人，体现出对他人的尊重和友善。

英国哲学家培根说："在美的方面，相貌的美高于色泽的美，而秀雅合适的动作美又高于相貌美。"从某种意义上说，我们对动作美即行为美的重要性的看法，与这位先哲基本一致。护理行业是最能发挥人性的力与美的职业，训练有素的举止、得体的护士风度能显示出护士良好的素质和职业特点，并给人们留下温和、善良、仁爱的"白衣天使"形象。然而，护士良好的举止离不开礼仪修养的培养和训练。

二、护士的举止

（一）手姿

手姿又叫手势，是人的两只手及手臂所做的动作，其中双手的动作是手姿的核心。手姿可以是静态的，也可以是动态的。手是人体最灵活自如的一个部位，所以，手姿是体语中最丰富、最有表现力的举止。

手姿由进行速度、活动范围和空间轨迹三个部分构成。在人际关系中，恰当地运用手势语，发挥其表示形象、传达感情两方面的作用，有助于思想情感的表达及加强与对方的沟通。

手势语尽管千变万化、十分复杂，但仍可被分成四种类型：①象形手势：即用来模拟物状的手势；②象征手势：即用来表示抽象意念的手势；③情意手势：即用来传递情感的手势；④指示手势：即指示具体对象的手势。

1. 基本手姿

（1）垂放：这是最基本的手姿。其做法有二：①双手自然下垂，掌心向内，叠放或相握于腹前；②双手自然下垂，掌心向内，分别贴放于大腿两侧。它多用于站立之时。

（2）背手：多见于站立、行走时。既可显示权威，又可镇定自己。其做法是双臂伸到身后，双手相握，同时昂首挺胸。

（3）持物：即用手拿东西。其做法多样，既可用一只手，也可用双手。但最关键的是拿东西时应动作自然，五指并拢，用力均匀。不应翘起无名指与小指，以免显得成心作态。

（4）鼓掌：是用以表示欢迎、祝贺、支持的一种手势，多用于会议、演出、比赛或迎候嘉宾。其做法是以右手掌心向下，有节奏地拍击掌心向上的左掌。必要时应起身站立。但不允许"鼓倒掌"，以此表示反对、拒绝、讽刺、驱赶之意。

（5）夸奖：这种手姿主要是用以表扬他人。其做法是伸出右手，翘起拇指，指尖向上，指腹面向被称道者。但在交谈时，不应将右手拇指竖起来反向指向其他人，因为这意味着自大或蔑视，也不宜自指鼻尖，因有自高自大、不可一世之意。

（6）指示：这是用以引导来宾、指示方向的手姿。即以右手或左手抬至一定高度，五指并拢，掌心向上，以其肘部为轴，朝向目标伸出手臂。掌心向上有表示诚恳、谦逊之意。

2. 禁忌手姿

（1）易于误解的手姿：易为他人误解的手姿有两种：一是个人习惯，但不通用，不为他人理解的手姿；二是因为文化背景不同，被赋予了不同的含义的手姿。比如，伸起右臂，右手掌心向前，拇指与示指合成圆圈，其余手指伸直这一手姿，在英美表示"OK"，在日本表示钱，在拉美则表示下流，不了解的人就容易产生误会。

（2）不卫生的手姿：在他人面前搔头皮、掏耳朵、剜眼睛的分泌物、抠鼻孔、剔牙齿、抓痒痒、摸脚丫等手姿，极不卫生，也非常不礼貌，自然是不当之举。

（3）不稳重、失敬于人的手姿：双手乱动、乱摸、乱扶、乱放，或是折衣角、咬指甲、抬胳膊、抱大腿、拢脑袋等手姿，均属于不稳重的手姿，在他人面前，尤其是正式场合，面对尊者和长者时，更是应当禁止。

掌心向下挥动手臂、勾动示指或除拇指外的其他四指招呼别人、用手指指点他人都是失敬于人的手姿。指点他人有指斥、教训之意，尤为失礼，均应禁止。

3. 常见手势语

（1）握手：几乎全球都以握手为欢迎对方的表示方式。北美人在见面握手相互致意时要紧紧有力地握一下。但中东人和许多东方人在握手时则多是轻轻握一下，因为在他们的文化里，紧紧握手意味着挑衅。

（2）挥手：其含义主要是向人打招呼或是告别。由于地区和习惯的差异，虽然表达的是同样的意义，挥手的方式方法也有不同，如北美人不论是在向人打招呼还是告别，或者是要引起相距较远的人的注意，他们都是举臂，张开手，来回摆动；而在欧洲大多数地方，这个动作表示"不"；欧洲人在打招呼时习惯于举臂，手在腕部上下挥动，好像篮球运动员运球的动作；意大利人和希腊人用的手势又完全不同，他们举手，仅手指向内勾动。

（3）召唤：在美国，要召唤别人以引起对方的注意时，最普通的手势是举手（并竖起示指）到头部的高度，或者更高一些，另外有一种召唤人的手势是伸出示指（手掌朝着自己的脸），将该指向内屈伸。这个手势在澳大利亚和印度尼西亚等地，只用来召唤动物而不用于人，如用来召唤人则是一种很不礼貌的手势。在欧洲各地，要表示"到这儿来"的手势是举臂，手掌向下，然后将手指做搔痒状。

（4）"V"字形手势：示指和中指分开成"V"字形，这几乎在全球都可被理解为示意"胜利"或者"和平"。然而，在英国，如果你伸出示指和中指形成"V"字形，手掌和手指向着自己的脸，这就是侮辱人了。这个手势约起源于500年前，那时英国弓箭手的杀伤力非常大，英法开战时法国人俘虏了英国的弓箭手都会砍掉他用来拉弓的示指和中指。据传说，在某些战役中，英国的神箭手们把法国人打得落花流水，法国的残兵败将列队离开战场时，英国人无情地嘲笑法国人并将示指和中指伸得笔直，手掌向内，表明自己的手指完好无损，以此来嘲弄法国败兵，于是这个手势在英国就被赋予了嘲弄、侮辱之意。今天我们看到许多人都打"V"形手势来表示"胜利"或"和平"，并且手掌向内向外都有，这是欠妥的。因此，在示意此手势时应当保持手掌向外的正确姿势。

（5）"OK"手势：北美人经常热情地使用这个手势，拇指和示指构成环形，其他三指伸直，表示"OK"，即赞扬和允许等意思。然而，在法国南部、希腊、撒丁岛等地，其意恰好相反，这个手势表示"劣等品"、"零"或"毫无价值"。在希腊等地，这一手势还表示一句无声而恶毒的脏话。在日本，它的意思是"钱"，好像是在构成一枚硬币的样子。在巴西、俄罗斯和德国，这象征人体上非常隐蔽的孔，因此，在那些国家里，切记不要打这个"OK"手势。

（6）竖大拇指：这个手势在许多国家里非常普遍被用来表示无声地支持和赞同，"干得好！"或者"棒极了！"以及其他多种赞扬的语意。但在某些地区，这个手势却具有完全不同的意义。在澳大利亚，如果竖起大拇指上下摆动，这等于在侮辱人；北美人可用竖起大拇指表示要求搭便车；在尼日利亚等地，这个手势被认为是非常粗鲁下流的；在日本和德国，竖起大拇指是用来计数：在日本表示"5"，在德国表示"1"。

（7）其他手势：用手呈杯状做饮水动作，这是表达"我渴了"；两手合掌，把头倚在一侧手背上，紧闭双眼，做入睡状，表示"我很疲倦"；用手拍拍胃部，表示"我吃饱了"；用手在胃部画圈表示"我饿了"；两手相搓既可以表示"我很冷""很好""这里很安逸舒适"，也可以表达迫切期望、精神振奋、跃跃欲试等。

（二）站姿

站姿又称为立姿、站相，是人在站立时所呈现的姿态，是人的最基本姿势，同时也是其他一切姿势的基础。通常它是一种静态姿势，是优雅举止的基础。人们常说站要有站相，并形容女子站姿美为"亭亭玉立"，男子站姿美为"立如松"，可见正确的站姿确实能给人以庄重大方、精力充沛、蓬勃向上的印象。

人们的站姿通常呈现为三种基本形态，即立正、稍息与跨立。站姿的基本要求是：头正、肩平、胸挺、腹收、身正、腿直、手垂。由于性别方面的差异，男女的基本立姿的要求不尽相同。对男士的要求是稳健，对女士的要求则是优美。

正确的站姿可以使身体发育匀称，不易疲劳，而且精力充沛。要求医务人员的站立姿态是挺拔、端庄、礼貌、有教养，展现出体态的美。

1. 基本站立姿态　头正、颈直，下颌微收，嘴唇自然闭合，双目平视前方，面带微笑，肩平自然舒展，挺胸、收腹、收臀，两臂下垂于身体两侧，手指自然弯曲，虎口向前，两腿直立，两膝和脚跟并拢。用于正式场合如升国旗等（图4-7）。

2. 护士常用的站立姿态

（1）女士的站立姿态：长时间使用基本站姿容易消耗体力，可以采用以下几种姿势进行调整。

① "V"字步站立姿态：呈基本站姿，脚跟靠拢，两脚尖平行，两脚间的距离约10cm，其张角约为45°，呈"V"字状，双手叠放或相握放在腹前（图4-8）。

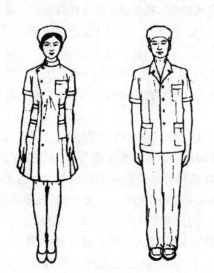
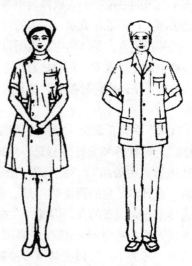

图4-7　基本站姿　　　　　　　　图4-8　"V"字步站立

②"丁"字步站立姿态：在"V"字步的基础上移动任意一只脚，将移动的脚后跟靠近另一只脚的脚弓，使其呈90°，双手叠放或相握放在腹前（图4-9）。

③侧位"丁"字步站立姿态：要求身体各部位协调即可（图4-10）。

（2）男士的站立姿态：呈基本站姿，双脚平行（图4-7），也可进行调整为"V"字形，双手下垂于身体两侧，也可以将两手放在背后（图4-8）。

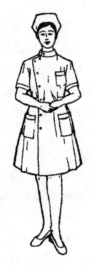 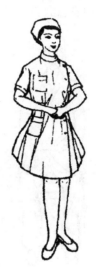

图4-9　正位"丁"字步站立　　　　图4-10　侧位"丁"字步站立

3．禁忌站姿

（1）全身不够端正：站立时歪头、斜肩、含胸、挺腹、弓背、曲臂、撅臀、屈膝。古人关于"立如松"的要求，就是强调站立时身体要端正，故应力戒上述姿态。

（2）双腿叉开过大：站立过久时，可采用稍息的姿势，双腿可以适当叉开。但从美观与文明礼仪方面考虑，在他人面前双腿切勿叉开过大，女士尤应谨记。此外，双腿交叉（即别腿）亦不美观。

（3）手脚随意活动：站立时，双脚应当安稳规矩，不可肆意乱动。例如，不应用脚乱点乱划，踢来踢去，蹦蹦跳跳；用脚勾东西、蹭痒痒；脱下鞋子"解放"脚；脚后跟踩在鞋帮上，或是半脱不脱，一半在鞋里一半在鞋外。此外，站立时双手下意识地做些小动作，如玩弄衣服、医疗器械（听诊器），咬手指甲等亦是有失庄重之举。

（4）表现自由散漫：站久了，若条件许可，可坐下休息。但不应站没站样，全身松散。不要在站立时随意扶、拉、倚、靠、趴、踩、蹬、跨，显得无精打采，自由散漫。

（三）蹲姿

下蹲的姿势简称为蹲姿。它是人在处于静态的立姿时的一种特殊情况，多用于拾捡物品、帮助别人或照顾自己时。例如，在他人或患者面前拾物时，弯腰、俯首、撅臀显然就不如采取蹲姿雅观。

1．**基本方法**　下蹲的基本方法有二：其一是单膝点地式，即下蹲后一腿弯曲，另一腿跪着；其二是双腿高低式，即下蹲后双腿一高一低，互为倚靠。

2．**主要禁忌**　在公共场所下蹲有三条禁忌：其一，是面对他人，这样会使他人不便；其二，是背对他人，这样对他人不够尊重；其三，是双腿平行叉开，在他人面前显得不够文雅。

（四）坐姿

坐姿即坐的姿势，是日常生活中最常用的一种举止。护士在日常工作中，有许多工作需要在坐姿下完成，如写处方、处理医嘱、书写病历及各种记录单的填写等，端庄、安详的坐姿不仅有利于医务人员的身体健康，减少疲劳，还可以体现医务人员工作认真负责的态度，给人一种信赖感，展现出一种静态的美。

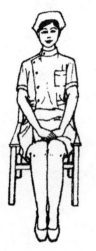
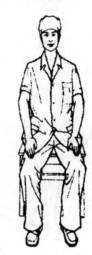

图 4-11　基本坐姿

1. 基本坐立姿态　入座时，抬头颈直，下颌微收，目视前方，挺胸立腰，双肩平正放松，上身与大腿、小腿均呈90°，两膝自然并拢，两脚平落在地，足尖向前，坐在椅子的1/2～2/3处，女士落座后，左右手重叠放置于一侧的大腿上。男士可双脚分开，宽于其肩，双手可分别置于两腿上（图4-11）。

2. 常用的坐立姿态

（1）双腿叠放式坐立姿态：上身保持坐姿，入座后两腿交叉叠放垂地，注意悬空的脚尖应向下、脚尖不应朝天（图4-12）。

（2）双腿叠放平行式坐立姿态：上身保持坐姿，入座后两腿叠放呈一条直线，双脚与地面呈45°斜放，展现出腿的修长美。适用于较低的椅位（图4-13）。

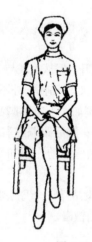
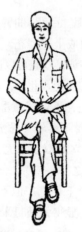

图 4-12　双腿叠放式

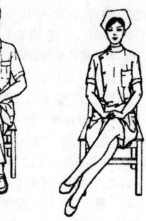
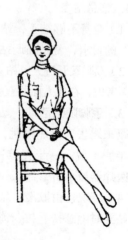

图 4-13　双腿叠放平行式

（3）双腿斜放式坐立姿态：双腿并拢，两脚同时向左侧或向右侧斜放，与地面呈40°左右的夹角，两手重叠置于左腿或右腿上，形成优美的"S"形，适用于较低的椅位（图4-14）。

（4）脚尖点放式坐立姿态

1）正位脚尖点放式坐立姿态：入座时，双脚自然下垂于地面上，脚尖面对正前方，双脚一前一后，后脚脚尖落地，双手叠放在大腿上（图4-15）。

2）侧位脚尖点放式坐立姿态可左侧或右侧入座，双脚一前一后，后脚脚尖落地，双手叠放在大腿上（图4-15）。

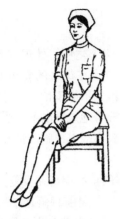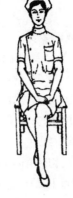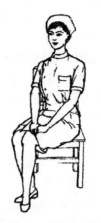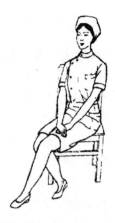

图 4-14　双腿斜放式　　　　　　　　　图 4-15　脚尖点放式

3．**禁忌坐姿**　为了保持"坐有坐姿"，随时体现出良好礼仪修养素质，坐定时应注意以下身体各部位的禁忌。

（1）头部：坐定之后不应仰头靠在座位背上，或是低头注视地面。左顾右盼、闭目养神、摇头晃脑亦不符合礼仪要求。

（2）上身：坐定之后上身不应前倾、后仰、歪向一侧，或是趴向前方、两侧。

（3）手部：坐下之后，不应以双手端臂、抱于脑后或抱住膝盖，不应以手抚腿、摸脚。应尽量减少不必要的动作，如摸、碰、敲、打，或将肘部撑于桌面，双手夹在大腿中间。

（4）腿部：坐下后双腿切勿分开过大；不要在尊长面前高翘"4"字形腿（即将一条小腿交叉叠放于另一条大腿之上）；不要将两腿伸直开来，也不要抖动不止；不要躺在座位上，或把腿架在高处。

（5）脚部：坐定后切勿将脚抬得过高，以脚尖指向他人，或使对方看到鞋底；不要在坐下后脱鞋子、袜子，或是将脚架在桌面上、钩住桌腿，跷到自己或他人的座位上；不要以脚踩踏其他物体；双脚不要交叉，不要将其摆成外八字，更不要两脚脚跟着地，脚尖朝上，摇动不止。

4．**入座与离座**　坐姿的重点是指坐定后的姿势。同时对就座与离座时的礼仪也务必清楚。就座，即走向座位直到坐下的整个过程。它是坐姿的前奏，也是其重要组成部分。离座，即起身离开座位的过程。社交礼仪对就座与离座的各个环节均有规范。

（1）入座顺序：若与他人一起入座，则落座时一定要讲究先后顺序，礼让尊长。其合乎礼仪的顺序有两种：一是优先尊长，即请尊长首先入座；二是同时就座，它适用于平辈人与亲友同事之间。无论如何，抢先就座都是失态的表现。

（2）入座方位：不论是从正面、侧面还是背面走向座位，通常都讲究从左侧走向并从左侧离开自己的座位，它简称为"左进左出"，在正式场合一定要遵守。

（3）落座无声：入座时切勿争抢。在就座的整个过程中，不管是移动座位、下落身体、还是调整坐姿，都不应发出嘈杂的声音。不慌不忙、悄无声息本身就体现着一种教养。

（4）入座得体：就座时应转身背对座位。如距其较远，可以右脚后移半步，待腿部接触座位边缘后，再轻轻坐下。着裙装的女士入座，通常应先用双手拢平裙摆，随后坐下。

（5）离座谨慎：离座亦应注意礼仪序列，悄悄起身，由左侧离席。不要突然跳起，惊吓他人。也应注意不弄出声响，或把身边东西碰翻掉地。

（五）行姿

行姿亦称走姿，是人在行走的过程中所形成的姿势。它始终处于动态之中，体现着人的动态之美和精神风貌。从总体上讲，行姿属于人的全身性活动，但其重点在行进的脚步上。因此，行姿也称为步态。对行姿的总的要求是轻松、矫健、优美、匀速，做到不慌不忙，稳健大方。

1. 基本行姿　行走之时，应以正确的立姿为基础，并且要全面、充分地兼顾以下六个方面。

（1）全身伸直，昂首挺胸：在行走时，要面朝前方，双眼平视，头部端正，胸部挺起，背、腰、腿部都要避免弯曲，使全身看上去形成一条直线。

（2）起步前倾，重心在前：起步行走时，身体应稍向前倾，身体的重心应落在反复交替移动的前脚的脚掌之上。如此，身体就会随之向前移动。值得注意的是，当前脚落地、后脚离地时，膝盖一定要伸直，踏下脚时再稍微松弛，并即刻使重心前移，这样走动时步态优美。

（3）脚尖前伸，步幅适中：在行进时，向前伸出的脚应保持脚尖向前，不要向内或向外（即外八字或内八字步）；同时还应保证步幅大小适中。步幅是行进中一步之间的长度。正常的步幅应为一脚之长，即行走时前脚脚跟与后脚脚尖二者相距为一脚长。

（4）直线行进，自始至终：在行进时，双脚两侧行走的轨迹大体上应呈现为一条直线。与此同时，要克服身体在行进中的左摇右摆，并使身体始终都保持以直线的形态进行移动。

（5）双肩平稳，两臂摆动：行进时，双肩、双臂都不可过于僵硬呆板。双肩应当平稳，力戒摇晃。两臂则应自然地、一前一后有节奏地摆动。在摆动时，手要协调配合，掌心向内，自然弯曲。摆动的幅度以30°左右为佳，不要横摆或同向摆动。

（6）全身协调，匀速行进：在行走时，大体上在某一阶段中速度要均匀，要有节奏感。另外，全身各个部分的举止要相互协调、配合，表现得轻松、自然。

2. 禁忌行姿　在行进中要做到"行有行态"，应注意以下禁忌事项。

（1）瞻前顾后：在行走时，不应左顾右盼，尤其是不应反复回过头来注视身后。另外，还应避免身体过分摇晃。

（2）声响过大：行走时应步态轻稳，如用力过猛、声响过大不仅会妨碍或惊吓他人，还常给人留下粗鲁、没教养的感觉。

（3）八字步态：在行走时若两脚脚尖向内侧伸构成内八字步，或向外侧伸构成外八字步都很不雅观。

（4）体不正直：在行走时应当避免颈部前伸，歪头斜肩，耸肩夹臂，甩动手腕，挺腹含胸，扭腰翘臀，弯膝盘腿。

3. 行走中的礼仪　根据社交礼仪，行路亦应自尊自爱，以礼待人。不论是一个人独行，还是多人同行；不论是行于偏僻之地，还是奔走在闹市街头，都应遵守一些基本的礼仪要求。此外，在不同的行路条件下还有各自不同的具体要求。

（1）基本要求

1）始终自律：在行路时应当自律，严格约束个人行为。做到：不吃零食，不吸烟，不乱扔废物和随地吐痰；不过分亲密；不尾随围观；不毁坏公物；不窥视私宅；不违反交通规则等。

2）相互礼让：在行路时，对于他人，即使素昧平生，都应相互关心，相互帮助，相互体谅，礼让在先，友好相待。①礼让行人：年轻者应主动给长者让路，健康人应给老弱病残者让路，一般行人遇到负重者、孕妇、儿童及行路困难者，要让他们先行。在"狭路相逢"时，尤其要注意请他人先行，或有次序地依次通过，不要争先恐后，更不能以强凌弱，横行霸道。因拥挤而不小心碰到别人时，应立即说"对不起"，对方则应答以"没关系"。不要若无其事，或是借题发挥，寻衅滋事。②热情问候：路遇熟人，应主动打招呼问候对方，不应视若不见。但在路上碰到久别的亲友，想多谈一会儿，应靠边站立，不应站在马路当中或人多拥挤处，以免妨碍交通。对于其他不相识者，如正面发生接触时，也有必要先向对方问好，然后再论其他。③文明问路：向他人问路时应事先用尊称，并抱歉打搅："对不起，我可以向您问个路吗？""我可以打搅一下吗？"事后应道谢。遇他人向自己问路时，应尽力相助，必要时还可为之带路，不应流露出不耐烦，甚至不予理睬。④帮助老幼：遇到老弱病残者，应主动上前加以关心、帮助，不要视若不见，甚至对其讥讽或呵斥。⑤维护正义：碰上打架、斗殴、偷窃、抢劫或其他破坏公物及公共秩序的行为，应挺身而出，见义勇为，与坏人坏事大胆斗争，维护正义。不要事不关己，一走了之。

3）适当：行路多在公共场合进行，故应注意随时与他人保持适当的距离。社交礼仪认为，人际距离不仅反映人们彼此之间关系的现状，而且也体现出其中某一方，尤其是保持某一距离的主动者对另一方的态度、看法，因此不可马虎大意。

（2）不同场所行走的礼仪：人们在步行时，往往会置身于不同的处所，在这种情况下，既要遵守上述基本要求，又要具体情况具体对待。

1）漫步：又称为散步，它是一种休息方式，其表现形式是随意行走，一般不受时间、地点、速度等方面的限制。但在人多拥挤的道路上漫步，显然不甚协调，也会造成对他人的妨碍而失礼，应当予以避免。

2）上下楼梯：需注意均应单行行走，不宜多人并排而行；应靠右侧行走，即应当右上右下，将自己左侧留出，以方便有紧急事务者快速通过；若为人带路，应走在前面，而不应位居被引导者之后；不应进行交谈，因为大家都要留心脚下，注意安全；与尊者、异性一起下楼梯时，若阶梯过陡，应主动行走在前，以防身后之人有闪失；不仅要注意阶梯，还要注意与身前、身后之人保持一定距离，以防碰撞。

除此之外，还应注意上下楼梯时的姿势、速度。不管自己事情多么急，在上下楼梯时都不得推挤他人，或是坐在楼梯扶手上快速下滑。上下楼梯时快速奔跑也是欠妥当的。

3）进出电梯：进出电梯要注意，安全第一：当电梯门关闭时，不要扒门，或是强行挤入。电梯超载时，不要心存侥幸，硬挤进去。当电梯在升降途中因故暂停时，要耐心等候，不要冒险攀缘而出。出入顺序：与不相识者同乘电梯，进入时要讲先来后到，出来时则应由外而里依次而出，不可争先恐后。与熟人同乘电梯，尤其是与尊长、女士、客人同乘电梯时，则应视电梯类别而定：进入有人管理的电梯，应主动后进后出。进入无人管理的电梯时，则应先进后出。另外，在乘坐扶梯时，按照国际惯例，应立于右侧，留出左侧作为紧急通道。

4）通过走廊：许多房间往往由长短、宽窄不等的走廊连接在一起。走廊有室内与露天走廊之分，但行路礼仪基本相近。单排行进，主动行于右侧，这样即使有人从对面走来也两不相扰；若是在仅容一人通过的走廊上与对面来人相遇，则应面向墙壁，侧身相让，请对方先通过。若对方先这样做了，则勿忘向其道谢；缓步轻行，悄然无声。因为走廊多连接房间，故切勿快步奔走，大声喧哗；循序而行。不要为了走捷径、图省事、找刺激而去跨越某些室外走廊的栏杆，或行于其上。

（3）排队

1）养成排队的习惯：需要排队时，能保持耐心，自觉排队等候。不应起哄、拥挤、不排队或破坏排队。是否自觉排队虽系区区小节，却能反映出人格的一个侧面。

2）遵守排队的顺序：排队的基本顺序是先来后到，依次而行。排队时，应当遵守并维护秩序，做到不插队或帮熟人插队。

3）保持适当间隔：在排队时，均应缓步而行，人与人之间最好要保持 0.5～1m 的间隔，不能一个人紧挨着另一个人，前胸贴着后背，否则会让人很不舒服，甚至会影响他人办理事情。例如，排队打公用电话、在银行存钱、自动提款机上取钱时，后面的人若贴得过紧，就有可能使前面的人感到很不舒服，或是心生戒备。

（六）护士常见的几种姿态语

1. 持病例夹　病例夹是把记录患者病情的病历本很好地保存并便于随时书写的夹子。每一位入院患者都要建立病程记录，以便随时查阅、讨论。病例夹在临床上使用率很高，正确的持病例夹的姿势是：用手握病例夹的边缘中部，放在前臂内侧，持物手靠近腰部，病例夹的上边缘略内收（图 4-16）。

2. 端治疗盘　治疗盘是护理工作中最常见的使用频率很高的物品。护理人员在做一些护理操作时，往往需要端治疗盘前往病房。正确的端盘姿势配以轻盈、稳健的步伐、得体的护士服和燕帽，给患者带去的是一种精神安慰。对于患者来说也会从中感到一种安全，感觉是天使来到了他们身边。

正确的端治疗盘的姿势是：双手握于方盘两侧，掌指托物，双肘尽量靠近身体腰部，前臂与上臂呈 90°，双手端盘平腰，重心保持在上臂，取放和行进都要平稳，不触及护士服。忌掌指分开（图 4-17）。

3. 推治疗车　治疗车也是护理工作中最常见的物品。治疗车三面有护栏，没护栏的一面一般有两个抽屉，用于存放备用物品。推车的正确姿势是：护士位于没有护栏的一侧，双臂均匀用力，重心集中于前臂，行进、停放平稳。注意：腰部负重不要过多，行进中随时观察车内物品，注意周围环境，快中求稳（图 4-18）。

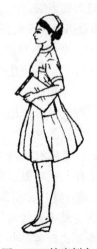
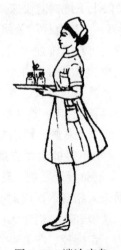
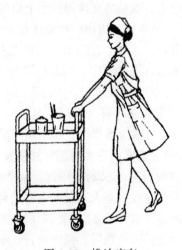

图 4-16　持病例夹　　　图 4-17　端治疗盘　　　图 4-18　推治疗车

4. 推抢救车　抢救车一般用于运送急需抢救的患者，或手术前后的患者。推抢救车和推治疗车一样要快中求稳，在运送患者时，使患者的头部位于大车轮一端，以减少对患者头部的震荡，小车轮一端位于前方，一则好掌握方向，二则便于观察患者的面部表情。

5．拾捡东西　以竭力美观的原则，上身挺直、双脚前后分开，屈膝蹲位，拾捡物品。注意工作服下缘不能触地。

6．开关门姿势

（1）开门：门前遇人则停步，请人先进，进门要用手开门，双手端物品时则侧背开门。注意不能用脚踢门。

（2）关门：医生、护士出病房时，要及时把门关好，动作要轻，避免不必要的噪声干扰患者的休息。

小　结

医护人员要学会灵活使用表情魅力，运用眼语，微笑面对患者。在工作时的基本姿态主要包括站姿、坐姿、行姿及蹲姿，其总的原则是举止端庄稳重、自然优美、彬彬有礼、健康活泼、有朝气。在工作和生活中应该做到站有站姿、坐有坐姿、行走有样，显得落落大方。在持物时，也要注意规范自己的姿态，展现出护士的风范。

思考题

1．礼仪中常见的基本手姿有哪些？应当避免哪些手姿？

2．社交礼仪中对各种基本站姿、坐姿、行姿的规范和要求是什么？明确并克服相应禁忌的姿态。

3．医护工作中，对护士的举止要求有哪些？如何进行举止礼仪的模拟训练？

4．设定工作情景，进行护士举止礼仪的角色扮演，练习各种姿态及行礼。

训练　护士举止礼仪训练

（一）训练内容

1．站姿礼仪

2．行姿礼仪

3．坐姿礼仪

4．蹲姿礼仪

5．端治疗盘的礼仪

6．持病历夹的礼仪

7．推治疗车的礼仪

8．搬椅子的礼仪

（二）训练目的

熟练掌握站姿、坐姿、行姿、蹲姿、端治疗盘、持病历夹、推治疗车、搬椅子的基本要求和规范，在日常生活中不断加强练习，养成良好的举止礼仪习惯。

（三）训练学时

2 学时。

（四）训练准备

1. 环境准备　在护理训练室进行。

2. 学生准备　护士服、护士鞋、护士帽、书本、A4 卡纸。

3. 用物准备　准备落地镜、录音机和音乐带或电视机、VCD、病床、床头柜、椅子、治疗盘、病历夹、治疗车。

（五）训练方法

1. 教师演示　由教师逐一演示端治疗盘、持病历夹、推治疗车、搬椅子的基本要求，详细讲解动作要领和注意事项。

2. 分组练习　学生进行分组练习。

3. 技能练习内容

（1）站姿的训练方法

1）直立训练：背靠墙站立，后脑勺、双肩、臀部、小腿、脚跟紧贴靠墙，每天坚持 5～10 分钟，直到练习正确为止。

2）顶书训练：把书放在头顶的中央，头、躯体自然保持平衡，否则容易使书掉下来。

3）照镜训练：面对镜面检查自己的站姿及整体形象，发现问题及时纠正。注意姿势要协调、自然、挺拔。

4）背靠背训练：两人一组，背靠背站立，使双方的枕部、肩胛骨、臀部、小腿、足跟相贴，并在两人的肩部、小腿等相靠处各放一张卡片，不能让卡片掉下来。为加强训练效果，可在身体和墙面或人背部接触点上放一纸片，以不落下为标准来达到强化和检验效果的目的。

（2）坐姿的训练方法

1）就座前的动作训练：第一步背对镜子练习，就座时走到座位前再转身，然后右脚向后退半步，轻稳地就座，尽量使动作轻盈，从容自如。第二步面对镜子练习，站在座位左侧，先将左腿向前迈一步，右腿跟上再向右侧迈一步到座位前，左腿靠上右腿，然后右脚后退半步，轻稳入座。

2）坐姿训练：女士就座后，保持上部身体直立，右腿并左腿成端坐，双手虎口处交叉，右手在上，轻放在一侧的大腿上，练习正襟危坐式、双腿斜放式、前伸后屈式等。男士按男士基本坐姿训练，练习两腿开合动作。同时配合面部表情。

3）离座训练：离座起立时，右腿先向后退半步，然后上部身体直立站起，收右腿，从左侧还原到入座前的位置。

总之，动作训练变换要轻、快、稳，要端庄大方，舒适自然。可配放音乐，增加训练的氛围，减少动作单调对情绪的影响。

（3）行姿的训练方法

1）起步要掌握重心在前：起步走时身体稍向前倾，重心落在前移的那只脚的脚掌上，同时抬起另一只脚，注意膝盖一定要伸直，这样步态一定很优美。

2）脚尖前伸，步幅适中：行走时向前伸出的那只脚应该保持脚尖向前，不要向内或向外，保持步幅适中。即行走时前脚脚跟与后脚脚尖两者相距为一脚之长，正常的步伐应为一脚长。

3）直线前进，自始至终：练习走姿前可在地上用粉笔画一条直线，作为双脚行走的轨迹。行走时可在头顶放一本书克服左右摇摆。使腰部至脚部保持直线的样子向前行走，防止内"八"字及外"八"字或脚步过大、过小的毛病。

4）双肩平衡，自然摆动：行走时，两肩两臂不可过于僵硬呆板，双肩应当平稳，勿摇晃，以肩关节为轴，手背与上身的夹角不超过30°，两臂有节奏地自然摆动。摆动时手腕进行配合，掌心向内，摆动的幅度以30°左右为宜。不要双手横摆。

5）步态综合训练：训练走姿时各种动作协调，最好配上节奏感较强的音乐，注意掌握走路的速度、节拍，保持身体动作协调、自然。

（4）蹲姿的训练方法

1）在站姿基础上，左脚后退半步与右脚形成大"丁"字形，身体重心落在两腿之间。

2）上身保持直立状态，双手理顺裙摆。

3）下蹲时两腿紧靠，右脚掌着地，小腿垂直于地面，左脚脚跟提起，脚尖着地，微微屈膝，双腿形成单膝点地式或双腿高低式。

4）移低身体重心，直下腰拿取物品。

5）起立，挺胸收腹，调整重心。

6）左脚回归原位，与右脚形成"V"形。

4. 评价　组织学生将训练内容自编一个小节目，配上音乐，按小组进行学习效果展示，由师生共同进行评价。

（1）在站姿和行姿的基础上练习端治疗盘、持病历夹、推治疗车、搬椅子的方法。

（2）互相观察，相互纠正。

（六）训练要求

1. 站姿的训练要求

（1）训练身体重心的位置：掌握好身体重心，能达到身体正直、重心平衡，能自然地改变站立姿势。

（2）训练两脚位置与两脚间的距离：准确把握站立时两脚间的距离，使站姿更平稳，并与手和谐一致，达到整个身体协调、自然。

（3）训练挺胸、收腹、直腰、提臀：掌握挺胸、收腹、直腰、提臀的方法，达到重心上升、身躯挺拔。

（4）训练下颌微收和面部表情：准确把握下颌微收的幅度，掌握面部微笑、严肃等表情的要领，达到心情愉悦、精神饱满。

（5）训练耐久性：站立耐久性是保证站姿标准和优美的基础，也是对个人毅力的考验，达到能适应较长时间站立的需要。

2. 坐姿的训练要求

（1）训练身体重心的变换：由站立位变为坐位时，就座过程中身体重心发生变化，把握重心变化，以达到身体平稳。

（2）训练腿脚位置的摆放：准确把握和确定坐位时两腿和两脚应放置的位置，使坐姿更显轻松和优美。

（3）训练上部身体的直立：掌握坐位时腰部直立的要点，达到上部身体的挺拔，双肩放松。

（4）训练两手位置的摆放：准确把握和定位手在坐位时应放置的位置。

（5）训练耐久性：坐位耐久性是保证坐姿标准和优美的基础，也是对个人毅力的考验，达到能适应较长时间坐的需要。

3．行姿的训练要求

（1）训练摆臂：注意纠正双肩过于僵硬、双臂左右摆动的毛病。

（2）训练步位步幅：在地上划一条直线，行走时检查自己的步位和步幅是否正确，纠正"外八字"或"内八字"及脚步过大或过小。

（3）训练稳定性：将书本放在头顶，保持行走时头正、颈直、目不斜视，并注意及时矫正不良的行姿。也可以两臂侧平举，两手各放一本书，练习行走时的稳定性。

（4）训练协调性：配以节奏感较强的音乐，行走时注意掌握好走路的速度、节拍，保持身体平衡，双臂摆动对称，动作协调。

4．端治疗盘的训练要求　头正、肩平、挺胸、收腹，肘关节呈 90°，治疗盘不触及医护人员服，双手托盘不晃动。

5．持病历夹的训练要求　头正、肩平、挺胸、收腹，持病历夹不要贴胸过紧或离胸过远，不要过高或过低，持病历夹不要摇摆不稳。

6．推治疗车的训练要求　动作要协调、省力，行进停放要平稳。

7．搬椅子的训练要求　拿起或放下要保持轻巧，控制好力度，避免与床等物品碰撞。

（七）效果评价

项目		评分标准	分值	得分
技能发展评价	站姿	头正、肩平、胸挺、腹收、身正、腿直，两手放置自然	10	
	坐姿	入座方位，左进，右出；坐前理顺衣裙，落座于椅面 1/2~2/3 处；头正、肩平、胸挺、立腰；上身与大腿呈 90°，两膝自然并拢	10	
	行姿	全身伸直，昂首挺胸；起步前倾，重心在前；脚尖前伸，步幅适中；直线行进，自始至终；双肩平稳，两臂摆动；全身协调，匀速行进	10	
	蹲姿	侧身下蹲，理顺裙摆，两腿靠紧，蹲下屈膝去拿，不要弓背	10	
	持病历夹	用手握病历夹的边缘中部，放在前臂内侧，持物手靠近腰部，病历夹的上边缘略内收	10	
	端治疗盘	前臂与上臂呈 90°，双手端盘平腰，取放和行进要平稳，不触及医护人员服装	10	
	推治疗车	动作协调、省力，行进停放平稳	10	
	搬椅子的礼仪	拿起或放下时要保持轻巧，控制好力度，避免与床等物品相碰	10	
能力评价		音乐选择恰当，表现主题，旁白语言清晰，富有情感	10	
团队精神评价		积极参与，节目组织顺利，表演中体现互助精神	5	
创新精神评价		节目组织新颖，有创意	5	
职业情感评价		严谨、认真，面带微笑，自然真诚，精神饱满	10	

第五章 交际礼仪

1. 熟悉各种称谓、接听电话的注意事项。
2. 掌握见面礼仪、电话礼仪、面试礼仪和乘车礼仪的应用方法。
3. 了解面试前的准备、乘车礼仪遵循的原则及注意事项。

人在社会生活中，总要与他人进行交往，这种人与人之间的交往即为人际交往。人际交往礼仪是人们在社会交往中所形成的各种各样的形式和方法，并被大多数人认同的一般惯例和准则。医护工作的对象是人，医护人员在工作中要与各种各样的人交往，为此医护学生必须要掌握必要的交际礼仪常识，才有助于将来建立良好的医患、护患、医护关系，从而提高医疗卫生的服务质量。

第一节　见面礼仪

一、称谓礼仪

称谓也叫称呼，属于道德范畴，是在对亲属、朋友、同志或其他有关人员称呼时所使用的一种规范性礼貌用语。人际交往，礼貌当先；与人交谈，称谓当先。使用称谓，应当谨慎，稍有差错，便贻笑于人。恰当地使用称谓，是社交活动中的一种基本礼貌。称谓要表现尊敬、亲切和文雅，使双方心灵沟通，感情融洽，缩短彼此距离。正确地掌握和运用称谓，是人际交往中不可缺少的礼仪因素。

（一）称呼语

称呼语是两人或两人以上见面时的基本礼节，合理的称呼既是对他人的尊重，也是个人礼貌和修养的体现。一般来说，称呼别人要主动、适当和大方，称呼时态度要热情、谦恭，称呼用语要准确、有礼、亲切。在我国，称呼的用词主要有敬称、谦称、美称、婉称等。

1. 敬称

（1）敬称：通常敬称有"您""您老""您老人家""君"等。在人称代词的使用上要注意"你""您"的区别。在现代，对尊长一般都用"您"，如果晚辈对尊长不称"您"而称"你"，便有不敬之嫌。尊长对于非亲属晚辈，有时为了强调尊重对方的意思，也可称"您"。尊长对幼辈称"你"，关系密切的同辈以"你"互称，均含有亲切之意，不存在敬不敬的问题。如果是同辈亲友，用"您"称呼对方，则显得过于客气。对两个或两个以上的人表示尊敬时，一般不用"您们"，应依具体的情景而定。

（2）亲属称谓：这里指非亲属的交际双方以亲属称谓，其通常在公共场合如公园、车船、商店、码头等非正式交际场合使用。说话者与听话者并无血缘关系，而把自己的年龄与听话者的年龄作大致上的比较，若年龄差别不大，便可作为同辈人对待，称呼有"大哥""大姐""大嫂"或"弟""妹"等；有时对方年龄小，为尊敬起见也称之"兄""姐"。若听话者年龄比说话者大得多，可用父辈、祖辈来称呼，像大伯、大妈、大叔及爷爷、奶奶等。

（3）职业称谓：在比较正式的场合，人们习惯于用职业称谓，带有尊重对方职业和劳动之意，也暗示谈话与职业相关。职业称谓有师傅、大夫、医生、老师等，并可在前面冠之以姓氏。

（4）职衔称谓：对国家工作人员，尤其是干部、专业技术人员，在各种交际场所都常用职务（职称）称谓，如书记、厂长、主任、主席、工程师、教授等，可在前面冠之以姓氏。

（5）姓氏称谓：通常在正式场合称呼比较熟悉的同辈人为"老＋姓"（如老王、老张等）；对干部、知识分子等老年男性称"姓＋老"（如李老等）；长者对小字辈称"小＋姓"（如小魏等）。

（6）家属称谓：对别人家属的敬称，使用最广的是在称谓前加上"令""尊""贵""贤"等敬辞。如称对方父亲为"令尊"或"令尊大人"，母为"令堂"或"令堂大人"，握手、点头、举手的同时使用，以示敬重。称其子女为"令郎""令爱"等。这些敬称词已包含有第二人称的意义，因此在它们之前不可再冠以"您"或"你"，如"您令尊""你令兄"。

（7）通称："同志"古时指志趣相同之人，现为中国内地公民间的普通称呼，不分职务、年龄、职业、场合，都可称"同志"。"先生""女士""小姐"这些旧时的称呼也很流行，称男性为"先生"，女性为"女士"，年龄小的女士可称为"小姐"。

（8）其他：某些特定场合，比如在部队士兵间互称"战友"，在学校学生间互称"同学"等。

2. 谦称　敬称是尊人，而谦称是抑己，是表示对他人尊重的自谦词。

（1）谦称自己：最常用的是"我""我们"。沿用古人的自谦词有"愚""鄙"等。如称自己见解为"鄙见""愚见""陋见"，称自己著作为"拙著""拙文"，称自己住房为"寒舍""斗室""敝斋""陋室"等。

（2）谦称自己的亲属：称呼比自己辈分高的家属时，前面冠以"家"字，像"家父""家母"等；辈分相同冠以"愚"字，如"愚兄""愚弟"等；小辈冠之以"小"字，如"小儿""小女"等。这些谦称词已包含第一人称的意思，因此不能说"我家父"等。

（3）儿辈称谓：从说话人的子女或孙辈角度来称呼听话人，如父母称幼儿园老师为"阿姨"等。

3. 美称　尊者对年幼者表示喜爱和看重时称呼可用美称，多用于书面语，以"贤"来构成，有"贤弟""贤侄""贤婿"等。美称对方的子女用"公子""千金"。

4. 婉称　指称呼较为温和、含蓄而不失本意。如对人容貌称"尊颜""威颜"（用于男性长者）、"慈颜"（女性长者）等。

案例 5-1

古时候，有个青年人骑马赶路，眼看天近黄昏，前不着村，后不着店，心里很是着急，正好，有个老汉路过，青年人扬声喊："老头儿，这儿离客店还有多远啊？"老汉回答："五里。"青年人跑了十几里路都没有见到客店的影子，他在暗暗骂着那老汉时，却突然省悟：哪是"五里"呀，分明是"无礼"！老汉在责怪他不讲礼貌！于是马上掉头往回赶，见着那老汉就翻身下马，叫了一声"大爷"，没等他说完，老汉就说："客店早已过了，你要不嫌弃的话，就到我家住一宿吧。"

（二）医护人员工作中称谓语的应用

医护人员在工作中，应按照上述称谓的一般惯例，礼貌地称谓护理对象。如尊称患者为

"张老""吴局长""周大伯""王先生""陈小姐""小刘"等。在医院里，个别医护人员习惯以病床号称谓患者，如"5床，吃药了""26床，量体温"等，这种称谓会让患者感觉人格受到了轻视。

另外，有些称谓在特定的场合使用可能是亲切的、自然的，但在其他场合则被认为是无礼的或令人不快。如：

1. 小名　又叫乳名。在公共场所、正式场合称他人的小名，是对他人的不尊重。

2. 昵称　是一种亲热的称呼，只限于特定场合或特定时间，在正式场合不宜使用。

3. 绰号　是个人本名以外别人根据其某个特征另起的名字，大都含有亲昵或憎恶、敬畏、调谴、嘲讽的意味。给别人起绰号并公开或私下称呼是对他人的不尊重，是极为无礼的行为。

4. 蔑称　是蔑视交往对象的一种称谓。如"土包子""洋鬼子"等都是非常失礼的称谓，极易伤害交往对象，应绝对禁止使用。

 链接

笑林广记

从前，有个农夫，听人说"令尊"二字，心中不解，就去请教邻村的一位秀才。"请问相公，这'令尊'二字是什么意思？"秀才心想这老农连令尊是对人家父亲的尊称都不懂，真傻，于是便戏弄农夫说："这'令尊'二字，是称呼人家的儿子。"农夫信以为真，就问秀才："相公家里有几个令尊呢？"秀才气得脸色发白，却又不好发作，只好说："我家中没有令尊。"农夫见他那副样子，以为当真是因为没有儿子而心里难过，就诚恳地安慰他说："相公没有令尊，千万不要伤心，我家里有四个儿子，你看中哪个，我就送给你做令尊吧！"秀才听了，气得目瞪口呆，说不出话来。

二、介绍礼仪

现代生活中人们交往范围日益广泛，每天都在认识新的面孔，结交新的朋友。初次认识，总少不了介绍。介绍自己，介绍别人。得体的介绍往往会给对方留下良好的第一印象。因此在社交礼仪中，介绍是一个重要的问题，是交际的桥梁。

（一）介绍

1. 介绍的通则

（1）先看双方有无介绍的必要。是否双方都不相识，还是仅一方认识另一方。

（2）要看对方有无需要第三者介绍的意愿。如有无认识对方的要求和暗示。

（3）介绍时，最受尊敬的人的名字先提及。如"王主任，我来介绍一下，这位是小张。"

（4）介绍要先后有序。一般是把男士介绍给女士，如"叶女士，这位是我的好友李先生。"把年轻者介绍给年长者，把地位低的人介绍给地位高的人，把未婚者介绍给已婚者。当性别与地位发生不一致时，应按地位顺序来介绍；同辈、同性之间可平等介绍；集体介绍时按座次顺序，也可以从贵宾开始介绍。

2. 介绍的类型及方法

（1）依社交场合的方式来分，有正式介绍和非正式介绍。正式介绍是指在较为正规、郑重的场合进行的介绍。一般应注意：第一，介绍时用"请允许我向你介绍……"的说法；第二，如将女士介绍给男士时，应有征询大家意见的意思；第三，当给双方介绍后，介绍人不应马上离去，以避免尴尬。而非正式介绍是指在一般非正规场合中进行的介绍。

（2）依介绍者的位置来分，有为他人介绍、自我介绍、他人为你介绍。

1）为他人介绍，首先了解双方是否有结识的愿望；其次遵循介绍的通则；再次是在介绍彼此的姓名、工作单位时，要为双方找一些共同的谈话材料，如双方的共同爱好、共同经历或相互感兴趣的其他事物与话题。

2）自我介绍是交际场合中常用的一种介绍方式，当主人无法抽身介绍或忘记了介绍，你就应先作自我介绍，表明自己的身份；若为结识某人，在无人介绍时也可直接进行自我介绍。自我介绍时，可先请问对方的姓名，待对方注意自己时，再简洁明了地介绍自己的姓名、工作单位及其他情况，若能找出与对方的一些相似处，双方将比较容易沟通。

3）他人为你介绍，是别人将你介绍给对方。你作为被介绍人，应站在另一位被介绍人对面，待介绍完毕，应握一下对方的手，说声"你好""见到你真高兴"或"认识你很荣幸"等，也可递上自己的名片，并说"请多指教""请多关照"之类的话。

（3）依被介绍者的人数来分，有集体介绍和个人介绍。集体介绍是按一定顺序对多数人给予介绍，多用于宴会、会议上；个人介绍就是个人向另一个人介绍对方的情况。

案例 5-2

患者王丽，女，49岁，门诊医生诊断为胃溃疡，下午5点按一般程序入内科病区。患者面对陌生的环境，不由产生了孤独和不安全感。护士是接待患者住院的第一位医务人员。她是这样介绍自己、主管医生、同病房的患者和医院的环境的：

护士："您好，您是刚刚住院的王阿姨吗？"

患者："是的。"

护士："我是值班护士刘芳，您叫我小刘就行了。请这边走，我带您去您的病房。您住8床，这里就是。这是您用的床头柜、呼叫器……"

患者："知道了，谢谢！"

护士："王阿姨，想认识7床住的病者吗？"

患者："想，她是什么病？"

护士：（护士看同病房的宋昌大姐对王阿姨微笑顺即介绍）"这位是宋昌大姐，胃溃疡病，住院一周了。宋昌大姐，这是刚来的王丽阿姨，也被诊断为胃溃疡。你们先休息，我通知主管医生来。"

患者："好的。"

护士："王阿姨，这是您的主管医生杨阳，杨医师，这是刚入院的王丽阿姨。"

医生："王阿姨，最近身体感觉怎么样……"

护士："王阿姨，一会儿李护士长来看您，我六点下班，张护士会及时来照顾您，有事您还可以按呼叫器，请您放心！王阿姨明天见！"

患者："明天见！"

3．介绍时的礼节要求

（1）介绍时应先向双方打招呼，使双方互有思想准备；同时要避免并克服羞怯心理。

（2）介绍要注意先后顺序，语言清晰明了，不含糊其辞，以使双方记清对方姓名。

（3）介绍某人优点时要恰到好处，不宜过分称颂而导致难堪局面。

（4）介绍后应略停片刻，引导双方交谈，再借故离开。

4．介绍后的礼节要求

（1）介绍后，通常被介绍者应趋前主动伸出手来与对方握手，可寒暄数语，并交换名片，说几句客气话；若身上没带名片，应致歉说明。

（2）介绍后应注意自己的体态，即趋前微笑点头、目视对方、举止端庄得体。

链 接

自我介绍中应注意4个3

1．"3仪" 仪容、仪表、仪态。

2．"3出" 出面、出手、出口。

3．"3要素" 姓名、单位、职务（职称）。

4．"3要求" 言简意赅、独具特色、恰如其分。

（二）使用名片的礼节

名片是一种经过设计、能表示自己身份、便于交往和开展工作的卡片，当前已成为人们社交活动的重要工具。因此，名片的递送、接受、存放也要讲究社交礼仪（图5-1）。

1．名片的放置 一般说来，把自己的名片放于容易拿出的地方，不要将它与杂物混在一起，以免要用时手忙脚乱，甚至拿不出来。若穿西装，宜将名片置于左上方口袋；若有手提包，可放于包内伸手可得的部位。

2．出示名片的礼节 出示名片时，双目要正视对方，用双手或右手递自己的名片给

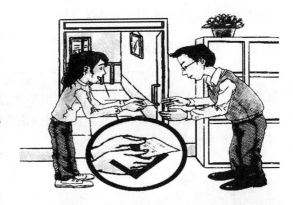

图5-1 正确递送、接受名片

对方，名片正面朝向对方，并说些诸如"请多关照"之类的寒暄语，切忌目光游移或漫不经心。同时，出示名片要把握好时机。当双方谈得较融洽，表示愿意建立联系时就应出示名片；当双方告辞时，可顺手取出自己的名片递给对方，以示愿结识对方并希望能再次相见，这样可加深对方对你的印象。

3．接受名片的礼节 接受名片时，也应目视对方，用双手或右手接，态度也要毕恭毕敬，使对方感到你对此名片很感兴趣。接到名片时要认真地看一下，可以说"认识你很高兴"等客气话，然后郑重地放入自己的口袋、名片夹或其他稳妥的地方，切忌接过名片一眼不看就随手放在一边，或放到桌子上及其他地方，也不要在手中随意玩弄，否则会伤害对方的自尊，影响彼此的交往。接到名片后，如自己带有名片，可马上送上；如没有带，可向对方说明，并主动作自我介绍。

案例 5-3

某公司王经理约见了一个重要客户方经理。见面之后，客户就将名片递上。王经理看完后随手将名片放在桌子上，两人继续谈事。过了一会儿，服务人员将咖啡端上桌，请两位经理慢用。王经理喝了一口，将咖啡放在了名片上，自己没有感觉到，客户方经理皱了皱眉头，没有说什么。

4．名片的活用 名片不仅可用作自我介绍，而且还可用于祝贺、答谢、拜访、辞行、委托、慰问、吊唁、赠礼附言、备忘、访客留话等。如当向老朋友祝贺因事不能及时登门时，可邮寄写有"恭贺"字样的名片表示贺意；当你收到别人的赠礼，要向别人表示谢意，写信如果不方便，可在名片的姓名下写下"领"字，另起一行顶格写上"谢"字，送寄对方等。

5．使用名片应注意的问题

（1）名片不得随意涂改：名片的材质、色彩、文字、内容等要固定。

（2）名片不准提供两个以上的头衔：如果身兼数职，社交极为广泛，可备多种名片。

（3）名片上一般不提供私人联系方式：要公私内外有别（宅电不提供）。

三、迎 送 礼 仪

迎来送往是常见的社交礼节。迎送是接待服务中最常见的礼仪活动，其中同样有专业人员所必须了解和掌握的知识与技巧。迎送活动的规格有高低，仪式有简繁，接待中通常根据其身份地位、来访性质及其与当地的关系等因素，安排相应的迎送活动。由于涉及范围较广，本篇仅阐述医护人员工作中的迎送礼仪。

（一）接待门诊患者的礼仪

门诊是医院面向患者及社会的窗口。门诊具有患者多、流动性大、病种繁多等特点，大多数患者对医院内部环境不熟悉，有些甚至连自己应该到哪个科就诊都感到茫然，在经历挂号、候诊、就诊、检查、付款、取药等环节时往往会求助于医护人员。因此门诊工作人员的接待礼仪是体现医院服务水平的重要环节。

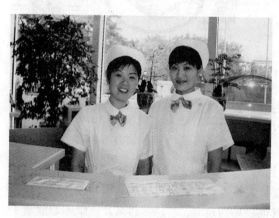

图 5-2　门诊护士微笑接诊

1．举止端庄，微笑服务　作为门诊的第一道窗口，导诊护士工作时应精神焕发、端庄干练、举止文雅、落落大方，具有良好的仪表仪容和气质风度。接待患者时要面带微笑，起立接待，给患者以认同感、信赖感和安全感（图 5-2）。

2．礼貌接诊，一视同仁　在接待患者及其家属时，导诊护士应主动热情、彬彬有礼、敬语服务，根据询问的病史给予分诊指导。如"您好，我能为您做些什么？""您哪儿不舒服？""请您先挂号，然后到三楼诊室就诊。"礼貌用语能让患者倍感尊重，让服务更显温馨。切忌不可使用"欢迎光临"等一般场合使用的接待用语。指引方向时，要等对方听明白后再返回工作地点，必要时要将患者护送到目的地。如有腿脚不便或身体虚弱者，应主动予以搀扶或酌情使用轮椅、平车等护送。对于一些难于启齿的疾病，医护人员要降低声音，婉转地问诊，注意保护患者隐私。

案例 5-4

护士："您好！请问，您有什么需要帮助的吗？"

患者："呼吸内科在哪儿？"

护士："请跟我来，您从这里乘电梯到三楼，出电梯后向右拐，顺着走廊向前走就到了。（送上电梯）请您走好。"

患者："谢谢。"

护士："不客气。"

（二）接待急诊患者的礼仪

急诊患者的特点是发病急、来势凶猛或生命垂危、急需救治。他们往往病情严重，痛苦万分，对死亡充满着恐惧心理，把转危为安的全部希望都寄托在医护人员身上，对医护人员有着强烈的依赖感。因此，医护人员必须要有高度的责任心、较强的心理素质、娴熟的急救技能和经验。

1. 主动迎接，积极救治　危重病人就诊之后，应该迅速的展开绿色通道，在第一时间内进行各项急救措施，以抢救生命争取时间为第一要务。急诊医护人员须有较强的应急能力，做到头脑清晰、沉着镇定、争分夺秒、果断处置。同时尽快向家属询问并告知相关情况。

2. 急而不慌，忙而不乱　急诊医护人员要有严格的时间观念，培养雷厉风行的干练作风，在争分夺秒的紧急抢救中，做到动作敏捷规范，判断情况准确，处理问题果断利落。言谈用语应简单明确，同时语气要婉转，做到急不失礼。如"您好，您别着急，请你简单谈一下发病的经过"。切忌慌乱喊叫、奔跑，引起患者及家属恐慌。

3. 随时沟通，给予安慰　在就诊和救治过程中适时给患者或家属以必要的告知、说明，以安慰对方并取得配合。对情绪不安、焦虑惧怕的患者要温和礼貌，赋予爱心，给患者以精神上的安慰和支持。如"请您不要紧张，我们都会尽力帮助您的。"在抢救过程中，对一些病情稳定的病人，我们可以说"别紧张，您的生命体征已经平稳了。"对经全力抢救却无法救治的患者及其家属，要给予尊重和安慰。

（三）接待住院患者的礼仪

1. 迎接患者，耐心介绍　当入院患者到来时，病区护士要起身相迎，热情接待，安排患者落座，亲切地自我介绍："您好，我是您的责任护士×××，您的主治医生是×大夫，我会为您详细介绍入院后有关事项。""您的病床已安排好，请随我来。"如果有其他护士同时在场，也应抬起头来，面对患者，点头微笑。

将患者安置到病房后，帮助患者熟悉病区环境及办公地点。如："这是您的床，床下有脸盆架、鞋架，床旁有床头柜，每床中央墙壁上安有呼叫器，有什么事情和要求您可以呼叫，我们会尽力帮助您。"还要介绍陪侍、探视制度以及禁止病房内吸烟、大声喧哗，不能使用电炉等有关住院的规章制度。

2. 出院指导，礼貌相送　患者痊愈或基本康复后，医生要与患者提前沟通，告知治愈情况，确认出院日期。护士要按照出院医嘱通知患者及家属，进行出院指导，内容包括办理出院手续的步骤，出院后的用药方法、注意事项、复诊时间、家庭护理技术等，尽可能给予患者及家属具体的帮助。

交谈时要礼貌谦虚、语气谦和、用词严谨，不用冷漠、命令的口吻，尽量使用"您需要……""您最好……"等。患者出院时，医护人员送至病区门口、电梯口或车上并给予真诚的祝贺，如"罗女士，祝贺您康复出院！"分别时说："请慢走""请多多保重"等，而不要说"再见""再会"。

案例 5-5

老李就要出院了。面对医生开的一大堆药，老李有些不知所措。这时，护士来到他面前。

护士："祝贺您康复出院。不知道如何服用这些药吧？别着急，让我来帮您。您看，复方丹参、卡托普利（开搏通）这两种是保护心脏、降低血压的药，每天两次，可以在早晨和下午吃。先锋Ⅵ号是消炎药，主要是控制支气管炎症的，每天 3 次，饭后服用。维生素 B$_6$ 可与先锋 VI 号同时服用，以减轻胃肠道反应。棕色合剂是止咳化痰药，要最后吃，服用后 15 分钟内最好先不要饮水，以免冲淡药液，影响疗效。这张纸上是我给您写好的吃药时间和剂量，药瓶上也作了相应标注，我帮您分类放好，吃药时就不会弄错了。"

老李："谢谢！"

（四）接待特殊人群的礼仪

1. 老年患者 老年患者是医疗护理服务的特殊群体。由于生理上的退行性变化，如机体免疫功能衰退、抵抗力下降、适应能力差，患病后往往病程长，对医疗保健的要求更为迫切，更渴望得到别人的关注和重视。医护人员要掌握老年患者的特点及需求，尊重他们的人格，把他们当作自己的长辈一样去关心和帮助，做好诊治和护理工作。

（1）接待时尊敬有加：医护人员在接待老年患者时，一定要使用尊称、敬语，做到来时有迎声、问时有答声、走时有送声。要称呼"阿姨""大爷""大妈""老首长""老同志"，不要直呼其名或床号，以免引起老年患者的不快。要耐心倾听他们的陈述和要求，在挂号、就诊、检查、交费、取药、乘电梯等方面给予他们尽可能多的关照。

（2）交流时热情贴心：由于老年人视觉、听觉、嗅觉及触觉功能减退，会无法清晰、准确、快速地表达自己的生理、心理感受，但他们有迫切与人交流的愿望，渴望有人倾听他们的感受，因此医护人员应像晚辈一样关心体谅老年人。说话时要语气温和、吐字清晰，辅之以适当的肢体语言，让患者感到亲切温暖，拉近与患者的距离。另外，非语言方面的交流也不可缺少。医护人员可以通过患者不同的眼神、表情、肢体动作等获取其内心需求，也可通过自己的神态、举止，让患者感受到积极的帮助和鼓励。

2. 儿童患者 儿科患者的特点是年龄小，不善于用语言表达；活泼、好动，注意力容易转移；发病急，病情变化快。这就要求医护人员不仅要有强烈的责任感、良好的专业素质，还必须掌握与患儿交往的礼仪和技巧从而提供优质服务。

（1）言语亲切，倾注爱心：在患儿看来，医院是一个既陌生又恐怖的地方，让他们感到不安和焦虑。医护人员要用真实的情感表达对患儿的亲近和友善，消除其戒备和恐惧心理。要把握儿童的心理特征，采用儿童易于接受语言和方法与患儿进行沟通和交流，做到"因龄施语"。如"你好啊！小朋友，叔叔给你检查一下好吗？""告诉阿姨你哪里不舒服好吗？""你真是个勇敢的孩子"等。避免使用命令或威胁的语句，如"不许动""不许哭！再哭就给你扎针"等。

（2）以身作则，做好表率：医护人员的行为表现会对儿童产生潜移默化的影响。儿童的身体、心理都处在发育阶段，又具有好奇和模仿的特点，成年人的一言一行、一举一动，都可能会成为他们效仿的对象。这就要求医护工作者要时时处处做好表率，规范自己的言谈举止，如不能在孩子面前吸烟、说粗话、随地吐痰、衣冠不整，同时还要与家长配合，纠正患儿的不良行为和习惯。

第二节 电话礼仪

人际交往的方式除了直接见面外，电话已成为交往中不可缺少的通讯联络工具。虽然电话交流不是面对面，但同样能反映出通话人的素质和礼仪修养。因此，在应用电话进行人际交往时，务必注意自身的电话形象，使对方如见其人。在医院工作中，各科室电话随时可能有各种咨询或工作电话拨入，电话形象的好坏直接影响着医院的形象和效益，因此工作人员必须掌握正确的电话礼仪。

电话形象指人们在整个拨打、接听电话的过程中，所使用的语言、语气、表情、举止和时间感等各个方面的集合留给别人的印象和感受。如打电话时语言、语速、表情都要亲切自然，内容要清楚简练，掌握好适宜的音量和通话时间，使用令人愉快的礼貌用语等。

一、拨打电话的礼仪

1. 确认内容　发话人在拨打电话前，先要确认对方的号码、姓名、头衔，再想好谈话的要点，必要时备好相关资料、记事本或便条。拨通电话后，应确认对方，并礼貌地问好，自我介绍后说明来电的主旨，再倾听对方的意见，双方沟通协商达成协议后，再重复一次协议的结论。

2. 错拨处理　发现自己打错电话时，用适时说声"对不起，我打错了，不好意思，打扰您了"。避免简单地说"打错了"就挂断电话。

3. 断线处理　若通话中途断线，应立即主动重拨，接通后致歉并稍作解释，以免误会。

4. 请求帮助　如果对方不在，应礼貌地说："您好，请您给找一下×××好吗？"或"您好，麻烦您找一下×××。"若对方说："请稍候。"应答："谢谢。"若对方脱不开身时，你也应表示谢意，并说声："对不起，如果×××回来，请告诉他我过会儿再打电话来，我的姓名叫×××。"如果你要找的人已外出，可请对方留个条或告知你本人的姓名、电话号码（对方愿意的话）并真诚感谢作告别语。

5. 选择时机　在午休夜眠或用餐、节假日休息时间打公务电话，要向受话人表示体谅并略表歉意。简洁准确讲清原因，而且切勿忘记说声"对不起"。假如是私事打扰，应在通话开始前先征求对方意见，如"现在通话方便吗"，若不便可另约时间。通话要言简意赅、直奔主题，注意时间。

6. 终止通话　通话结束前要说"谢谢"或"打扰您了"等礼貌语，不要使终止通话显得突兀，使对方感到不解或受无礼伤害。发话人应主动先说"再见"等道别语，然后挂断电话。如与领导或长辈通话，要恭候对方先挂机。终止通话后要轻轻搁上话机，保持礼始礼终的电话形象。

二、接听电话的礼仪

1. 及时接听　听到电话铃一响，应先排除周围嘈杂的声音，以免破坏谈话的氛围，也影响听话的准确度。然后立即拿起话筒自报家门："您好！这里是×××（单位名）"或"您好！我是×××。"通话时要给对方以亲切感，认真听清对方来电的目的，并做出回应，如以"嗯"应答，表示一直在认真听对方讲话，待对方说完后听者再发表意见，一般中间也不要插话打断对方。

若未能及时接听，也应在铃声响三次之内接起，如超出三次下才去接，不仅应向对方道歉，还应向对方说一声"让您久等了"。另外，查房、操作、门诊、开会等场合，应将手机关机或调至静音，之后在合适的时间和场合回电，向对方解释并致歉。

2. 错拨处理　若遇到打错的电话，不应表现出不耐烦或责怪对方，也要礼貌应对，说"对不起，您好像打错了"，或者说"对不起，这里不是您要的电话"，请对方重新查询。

3. 代接电话　若接起电话对方要找之人不在，不要简单地说声"不在"就挂断电话。要友好谦和、尊重隐私、记录准确、传达及时。最好告知对方他不在的原因及去处，弄清对方意图后，可告诉对方联系的办法，必要时记下对方转达的内容和回电号码、姓名。若发话人交谈内容已结束并有话别之意时，方可顺势结束并互作话别语"再见"等。

案例 5-6

> 秘书：下午好，这里是总裁办公室，很高兴为您服务，请讲。
> 客户：您好，麻烦您转一下王家荣王总。
> 秘书：先生您好，很高兴为您服务，我姓李，请问该怎么称呼您？
> 客户：我姓张。
> 秘书：张先生您好，请您稍等，我马上为您转王总。
> 客户：好的，谢谢。
> 秘书：张先生，非常抱歉，王总的电话现在没有应答，张先生，需要我帮您向王总留言吗？
> 客户：好的，你告诉他就说张力来过电话了。
> 秘书：好的张先生，需要我记录一下您的电话号码吗？
> 客户：他知道的，你说张力就可以了。
> 秘书：好的张先生，我已经记录下来了，我一定会尽快转告王总，张力张先生您给他来过电话了。张先生，您还有其他的吩咐吗？
> 客户：没有了，谢谢你。
> 秘书：不客气，张先生，祝您下午愉快！张先生，再见。
> 客户：谢谢。再见。

4. 接听顺序　在接听电话时，如恰逢另一个电话打进来，切忌置之不理，应向对方解释并征得同意后再去接听另一个电话。一般应让第二个来电人留下电话号码，告知一会儿主动与之联系，然后再接听第一个电话。

在医院环境中，同时有两个电话待接，护士首先要坚持"以病人为中心"的原则，如其中一个是病房的呼叫器，则应先接呼叫器，以便及时处理病人的事情；其次是急诊电话优于普通电话；上级电话优于同级电话；长途电话优于普通电话；之后要与第二个电话对方加以解释。切不可同时接听两个电话，或者只听其中一个而任由另一个来电铃声不止。

5. 护生接听　护生实习中电话铃声响起时，如果老师在场，应由老师接电话，老师不在场或因故暂时未接听电话时，护生应立即主动接听。如对方问到自己不清楚的事或自己处理不了的事，不能简单回答"我不知道""不清楚"，而要立即请老师来回答。如"对不起，我是实习生，不太清楚，请您稍等一下，我马上请老师来接电话"。

6. 终止通话　一般是谁先打谁先挂，对方先挂电话后自己再挂。如与领导或长辈通话，要恭候对方先挂机。终止通话后要轻轻搁上话机，保持礼始礼终的电话形象。

❤ **链接**

电话礼仪中的 4 个 3

1. 铃响 3 次内接起。
2. 病区内通话时间 3 分钟以内。
3. 嘴离话筒 3cm。
4. 要求用遵守 3 个礼节（您好、自报家门、再见）。

第三节　面试礼仪

求职礼仪是一种公共礼仪，是应聘求职者在求职过程中与招聘单位接待者接触时，应当具有的礼貌行为和仪表仪态规范，用以体现对所求职业的重视，及对招聘单位和考官的尊重。面试是求职过程中最重要的环节，求职者通过语言交谈、仪态举止、仪表妆容等方面去展示自己的文化修养、道德素质、职业形象、个性特征等多方面能力素质，招聘方常通过这些细节作为判断应聘者的依据，决定取舍，所谓"见微知著"。因此，作为求职者，应正确应用面试礼仪，做好充分的准备，把握机会，从容迎接挑战。

一、面试前的准备

1. 仪容整洁（图5-3）　面试中，考官首先通过求职者的仪表认识对方，这种印象往往比简历、文凭更直观，更能产生直接效果。因此面试前要注意面部、头发、手部的清洁，选择合适的发型，并要保持口腔清洁和口气清新。

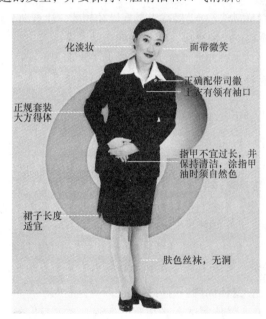
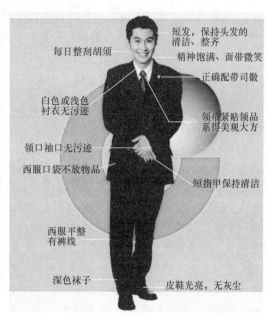

图 5-3　仪容整洁

男生应养成每天修面剃须的良好习惯，注意修剪鼻毛，不可胡子拉碴，邋里邋遢。女生最好化淡妆，将面部稍做修饰，做到清新、淡雅，使人显得精神、干练即可，这样可以使自己增添信心，同时也是对他人的尊重。最好不要使用香水，特别是过浓的香水。另外，还要注意身体异味的问题，勤洗澡，不抽烟，面试前不吃大蒜等有强烈气味的东西，以免口气有异味。

发型要端庄、典雅、大方，避免太另类。同时还应与所要申请的职位要求相宜，比如护士要端庄、文雅，营销人员要干练。女生最好把头发扎起来或盘起来，不要留披肩发，头发切忌遮住脸庞。男生的发型以短发为主，做到前不覆额，侧不遮耳，后不及领。指甲也需认真处理，除修剪整洁外，不要过度修饰。护士在医疗环境中工作，需要有较强的清洁、无菌意识。

2. 着装得体　服饰是面试中的主要知觉对象之一，面试时服装的选择在求职中起举足轻重的作用。恰当的服饰搭配会给人留下良好的印象。首先，服装要整洁大方。把衣服洗干净、熨烫平整即可。其次，穿衣饰物要注意色彩搭配，与职业身份相协调。

面试时不着运动服或休闲服，选择服装忌过于幼稚、前卫，以秀雅大方为原则，不要标新立异。男士以深色西服套装为主，衬衣可根据所求职位的要求，选择不同的色系。一般夏季选择浅色，给人带来清新、凉爽的气息。冬季选深色为宜，给人庄重沉稳的印象。女生一般以样式简洁的套装套裙、连衣裙等为主。服装颜色不能太艳，裙长不宜过短或过长，以齐膝盖为宜。穿中跟鞋，注意袜子的搭配，最好选择肤色或灰色的袜子，不穿黑色及带花纹的长袜穿长筒袜时，袜边不能露在裙边下面；不要穿脱丝的袜子，可在包里准备一双长袜备用。最后，饰物佩戴要大方得体，款式简单，不宜过多（通常不超过3件）。不佩戴太贵重的和叮当作响的饰物，不佩带手链、脚链、耳环、戒指。

3. 准时赴约　守时是素质，是美德，也是职业道德的一个基本要求。初次见面，没有任何原因可以成为你迟到的理由。因此面试者最好提前10～15分钟到达面试地点，既可以熟悉环境，还可以稳定情绪。在面试时迟到或是匆匆忙忙赶到是一种不礼貌、对主考官不尊重的行为，同时还会给面试者留下非常不好的印象，不管你有什么理由，也会被视为缺乏责任心和自我约束力的人。

4. 从容等待　到达面试地点后应在等候室耐心等候，对于接待人员要以礼相待，注意细节，使用"谢谢""请您"等敬语。等候时要保持安静和正确的坐姿，不要来回走动，东张西望，给人浮躁不安的感觉。更要坚决制止的是在接待室恰巧遇到朋友或熟人，就旁若无人地大声说话或笑闹；进入面试室前最好将手机关闭，以免面试时铃声或振动影响自己和考官的思路。

二、面试中的礼仪

1. 入室敲门　进入面试房间时，要先敲门得到允许后再进入，千万别推门就进，给人鲁莽无礼的印象。敲门时注意敲门声的大小和速率。正确的方法是用右手背的指关节轻轻地、有节奏的连敲三下，得到允许后轻轻推门进入，并转身轻轻把门关好，尽量不发出声响。

2. 站姿坐姿　进入面试房间后保持优美的站姿，不要自己随意坐下。正确的站姿要求做到头正目平，面带微笑，微收下颌，挺胸收腹，两手自然下垂或叠放在身体前面，两腿立直并拢，脚跟相靠，脚尖张开约60°，给人以挺拔、优雅的印象。主考官请你就坐时，应表示谢意并坐在指定的椅子上。入座时动作要轻而缓，坐椅子时最好坐1/2～2/3，背部不靠椅背，女生必须两腿并拢，男生可稍微分开，双手叠放或平放在大腿上，身体保持挺直可稍稍前倾，自然放松。

3. 表情运用　入座后注意表情的运用。微笑不仅是面试者必须有的礼貌，其本身也是沟通的重要形式。亲切自然、真诚自信、稳重有度的微笑，给人阳光、坦诚的感受，会被考官欣然接受，从而提高应聘的成功率。"眼睛是心灵的窗户"，面试时面试者的目光交流也是很重要的。面试者与考官交流时，目光接触对方的时间，应占谈话时间的50%～70%，如低于50%被认为对考官不尊重。面试者与主试者的关系往往有两种情况，一是"一对一"的关系，即面对一个主试者，面试时注视的部位最好是考官的鼻眼三角区，目光平和而有神，专注而不呆板；二是"一对多"的关系，即面对多位主试者，这种情况说话及回答问题的时候，要适当用目光环视一下其他人，以示尊重。同时面试者要用心观察对方的眼神与表情，进而适时调整自己的交流方式和内容，以得到最好的沟通效果。

4. 恰当手势　肢体语言对所表达的内容有补强作用，即说话时适度的做些手势配合表达，会加大对某个问题的形容力度，然而手势太多也会分散人的注意力，起到相反的作用。如有些求职者由于紧张，双手不知道该放哪儿，而有些人过于兴奋，在侃侃而谈时舞动双手，这些都不可取。不要有太多小动作，这是不成熟的表现，切忌抓耳挠腮、用手捂嘴，这样显得紧张、不专注。

5. **语言表达**　面试中的语言表达艺术，标志者面试者的成熟程度和综合素养，回答问题和谈话的速度及语气等可以反映出一个人的心态，一定程度上关系到面试的成败。所以必须注重礼貌谈吐，遵守语言的规范，讲究说话的艺术性。

内容上应多谈对方，少谈自己，把握谈话的重点，不要离题，不要啰唆。考官在说话的时候，应认真聆听，适时作出积极的反应。切忌任意打断考官的谈话，随意插话，如果自己要提一些要求，也尽量使用商量的语气，如"对不起，请让我提个问题好吗？"。答问时要吐字清晰，语速适中，做到紧凑而不失从容，同时敏感观察对方的反应并调整自己的语气、语调及陈述内容。语调可适度压低，这样感觉更加亲切、优雅；音量适中，以保持听者能听清为宜，过小显得缺乏自信，过大则影响他人，显得缺乏教养；说话时态度诚恳谦逊，不要咄咄逼人，更不能出言不逊，贬低他人。应该礼貌用语，称对方公司时要用第二人称的尊称"贵"，比如"贵公司"。常说"请""谢谢"，少说或不说口头禅。

另外，经验不足的面试者经常会讲错话，之后乱了阵脚，出现脸红、低头、表情僵硬等，或者马上停下来不作声、用手捂嘴、吐舌头等，这些都是不成熟、不庄重的应对。讲错话是精神紧张所致，应该保持镇静，若讲错的内容无关紧要，可以继续自然作答，若讲错的内容比较重要，应及时更正并致歉。考官不会因一次小错误而放弃适合的人才。

三、面试后的礼仪

当双方意愿表达完毕考官有意结束面试时，面试者应适时主动起身与考官等人告辞，面带微笑地表示谢意，感谢对方给予自己这次宝贵的面试机会，离开房间时轻轻带上门。如果你在进入面试房间前，有秘书或接待员接待你或招待你，离去时别忘了也一并向接待人员致谢告辞。

案例5-7

某护士接到招聘医院的面试邀请。她一边认真准备自己的资料，一边搜集医院和其他相关信息，但不知道面试者究竟是什么人。下面是部分面试过程。

护士精神抖擞、步履轻盈地走向面试位置，微笑扫视对方，弯腰60°鞠躬后说："各位老师上午好！今天能来参加面试非常高兴，谢谢贵院给我机会。"主面试者说："三个问题：①来我们医院薪水不高，你怎么想？②若安排你到急诊科，请举几个单独处理患者的例子；③你如何在工作中保证患者安全和工作有序？"护士笑容可掬地说："能先问问您和两位老师贵姓和具体称谓吗？"对方介绍后，护士回答："谢谢！第一，我来时，家父嘱咐：'贵院声誉好，要刻苦实践，提高能力。'我主要想努力工作提高自己各方面素质，为贵院尽微薄之力，在生活上俭朴简单，薪水够本人基本生活即可。家母要求我在事业和生活上为小弟做表率。第二是……"护士回答完毕后，院长说："好，两天后等通知。"护士后退一步再次弯腰60°鞠躬说："谢谢成院长、李护士长、王医生。"便轻步走出面试场。

第四节　乘 车 礼 仪

随着社会的发展，人类的衣食住行都有了很大的改变，交通工具的种类也越来越多，为我们的生活和工作带来了极大的便捷。不同的车型、不同的乘客都有相应的乘车礼仪规范，正所谓车内小空间，社会大环境，同样包罗万象，社会百态、乘客素质、文明程度等都可以从中体现。因此，每个人都应掌握正确的乘车礼仪，使乘车过程方便快捷、身心舒适。

一、乘公共汽车的礼仪

1. 遵守上下次序　车到站时应依次排队，对妇女、儿童、老年人及病残者要照顾谦让。乘坐公共汽车应该前门上后门下。在乘客多的时候，大家应自觉排队，并礼让行动不便的人们或抱小孩的乘客。若公共汽车是有人售票的，上车后请主动买票；若为无人售票，要自备零钱或主动刷卡。下车时提前作好准备，并使用文明用于"劳驾""对不起"等。

2. 主动礼让座位　先上的乘客应该自觉靠向车尾，给后面的乘客留下空间。应把车上标注的特殊座位自觉空出来，主动为老、弱、病、残、孕妇让座。

3. 遵守乘车礼仪　上车后不要抢占座位，更不要把物品放到座位上替别人占座。要注意举止文明，保持车内整洁，不要在车上吸烟和吃零食；不要把污物吐出、扔出窗外；不要乱动车上的机关。带孩子的乘客，不要让孩子站在座位上，下雨乘车应该收拾好雨具，避免弄湿了座椅或别人的衣物。车上不和同伴高声谈笑，接听手机时更应该注意低声细语。

二、乘火车的礼仪

1. 候车礼仪　在候车室里，要保持安静，不要大声喊叫，应注意维护候车室里的环境卫生，不可乱扔垃圾、乱放行李挡住通道。客运高峰时期，一人占多位或横躺着睡在椅子上非常不礼貌。

2. 上车礼仪　上车前主动向乘务员出示车票，上车时要依次排队，不要乱挤乱撞，杜绝攀爬车窗等危险行为。上车后对号入座，火车的座位没有严格尊卑规定，但习惯上认为，面向火车前进方向靠车窗的为上座，靠过道的为下座。男士应当帮助妇女或者上年纪的人安置好行李。如果自己的行李需要压在其他乘客行李上，应征得别人的同意。

3. 举止得当　火车上休息时最好不要宽衣解带。无论天气多炎热，男士都不能赤膊。乘客使用座位前的小桌时应给别人多留余地。休息时靠在其他乘客身上，或把脚搭在别人的座位上都是不合适的。

4. 爱护环境　尽量避免食用带有强烈气味的食物。食品包装纸或包装袋不能顺手丢在椅子下边或者抛出车窗。应把垃圾放在指定的垃圾盘内或车厢交接处的垃圾箱内。在车厢里，不要随地吐痰，不要乱丢纸屑果皮。

5. 看好小孩　带孩子的乘客应该管好孩子，不能让小孩大声哭闹，或是到处乱跑，影响他人休息，也不能让其乱动别人的物品或是纠缠于人，更不要让小孩随地大小便，以免引起其他乘客的反感。

三、乘轿车的礼仪

自轿车发明以来，车内座位就根据安全、舒适、方便等因素，被人们规定了尊卑、主次之座位。乘车虽然时间短暂，但仍要保持风度、以礼待人。乘坐轿车应当注意的礼仪问题主要涉及座次、举止、上下车顺序等方面。

（一）上下车的顺序

上下车的基本礼仪原则是"方便尊者，突出尊者"。若与女士、长辈、上司或嘉宾在双排座轿车的后排上就座的话，一般是让女士、长辈、上司或嘉宾先上，从右侧后门上车，在后排右座上就座。自己后上应从车后绕到左侧后门登车落座于后排左座。上车时，为他人打开车门的同时，左手固定车门，右手护住车门的上沿（左侧下车相反），防止其碰到头部，确认其身体安全进车后轻轻关上车门。到达目的地后，若无专人负责开启车门，则应首先从左侧后门下车，从车后绕行至右侧后门，协助女士、长辈、上司或嘉宾下车，即为之开启车门，方法相同。

（二）上下车的姿态

上车下车，对于女士而言，则尤显重要。女士上下轿车，要采用背入式、正出式（图5-4，图5-5），即将身子背向车厢入座，坐定后随即将双腿同时缩入车厢。如穿长裙，在关上门前应先将裙子理好；准备

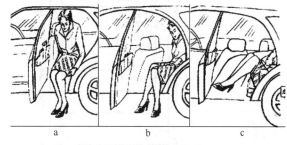

图 5-4　背入式上车

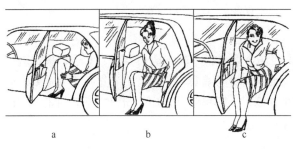

图 5-5　正出式下车

下车时，应将身体尽量移近车门，车门打开后，先将双腿踏出车外，然后将身体重心移至双脚，头部先出，然后再把整个身体移离车外。这样可以有效避免"走光"，也会显得姿态优雅。如穿低胸服装，不妨加披一条围巾，以免弯身下车时出现难为情的局面，也可利用钱包或手袋轻按胸前，并保持身体稍直。

（三）座次有别

在正式场合，乘坐轿车时一定要分清座次的尊卑，并在自己合适之处就座。而在非正式场合，则不必过分拘礼。座次礼仪规则可概括为"四个为尊，三个为上"。"四个为尊"是客人为尊、长者为尊、领导为尊、女士为尊，此四类人应为上座；"三个为上"是尊重为上、安全为上、方便为上。以这三个原则安排座次，其中"尊重为上"原则最重要。轿车上座次的尊卑，在礼仪上来讲，主要取决于以下因素。

1. 轿车的驾驶者　驾驶者一般分两种：一种是轿车主人，另一种是专职司机。目前国内所见的轿车多为双排五人座，以此为例，车上的座次尊卑如下：

（1）主人亲自驾车，顺序是：副驾驶座→后排右座→后排左座→后排中座（图5-6）。

当主人或领导亲自驾车的时候，最重要的是不能冷落主人，也就是不能令前排座位虚位，一定要有人坐在那里以示相伴。此时一般称之为社交用车，上座为副驾驶座。这种情况以右为尊，以左为卑。这种坐法体现出"尊重为上"的原则，体现出客人对开车者的尊重，表示平起平坐，亲密友善。

另外，由主人驾车时，若同坐多人，中途坐前座的客人下车后，在后面坐的客人应改坐前座，此项礼节最易疏忽。

（2）专职司机驾车，顺序是：后排右座→后排左座→后排中座→副驾驶座。

由于右侧上下车更一方便，因此要以右尊左卑为原则，同时后排为上，前排为下。在接待非常重要客人的场合，比如说领导、政府要员、重要外宾等，这时候上座是后排，副驾驶座通常被视为最不安全的位置，被称为"随员座"，专供秘书、翻译、警卫、陪同等随从人员就座。

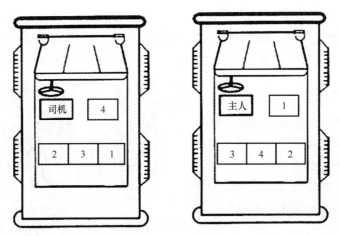

图 5-6　座次尊卑

所以后排右座就通常被尊为上座了。

2. 轿车上嘉宾的本人意愿　通常，在正式场合乘坐轿车时，应请尊长、女士、来宾就座于上座，这是给予对方的一种礼遇。然而，与此同时尊重嘉宾本人的意愿和选择更为重要，即必须尊重嘉宾本人对轿车座次的选择，嘉宾坐在哪里，哪里就是上座。所以，不必纠正并告诉对方"您坐错了"。此时务必讲究"主随客便，尊重为上"。

（四）车内礼仪

与他人一同乘坐轿车时，虽然轿车的空间很小，但也是一处公共场所。由于其特殊性，因此更有必要注意相应的礼仪和举止。因为轿车的空间相对较小，空气流动相对不顺畅，因此不要在车上吸烟，尤其轿车的主人是女士，也不能在车上连吃带喝，随手乱扔或抛出车外。更不能因为温度过高随意脱掉衣衫、鞋袜，这些都将严重影响你的个人形象，也会影响他人的心情。尤其有异性同乘轿车更要注意保持距离、把握分寸，以免给人"轻薄"之嫌。

（五）注意安全

在轿车内不要东倒西歪，嘻笑打闹，与驾驶者交谈，要注意分寸，不要让驾驶者接听手机或看报刊等，避免其分心走神。协助老人、女士、来宾上车时，可为之开门、关门，注意别夹伤他人和自己。上下车时，应先看后行，避免疏忽大意、造成事故。

四、注意事项

1. 座次有别　乘坐公共汽车、火车时，座次尊卑为：临窗的座位为上座，邻近通道的座位为下座。与车辆行驶方向相同的座位为上座，与车辆行驶方向相反的座位为下座。有些车辆，乘客的座位分列于车厢两侧，而使乘客对面而坐。在这种情况下，应以面对车门一侧的座位为上座，以背对车门一侧的座位为下座。

2. 上下有序　乘坐公共汽车、火车时，上下车顺序为：位卑者先上车，先下车。位尊者则应当后上车，后下车。这样规定仍然遵循"尊重为上"的原则，同样是为了便于位卑者寻找座位，照顾位尊者。

3. 律己敬人　无论乘坐何种车辆，就座时均应相互谦让，除对位尊者要给予特殊礼遇之外，对待同行人中地位、身份相同者，也要以礼相让。尤其在乘坐公共交通工具时，必须自觉讲究社会公德，遵守公共秩序。对于自己，处处要严格要求，对于他人，时时要友好相待。

小 结

礼节是礼貌、修养、品德和风度的具体表现形式。高尚的交际礼节是搞好人际关系、提升个人素质和工作能力不可缺少的一部分。见面时对不同年龄、身份者的敬称、美称，介绍他人时顺序、礼节的恰到好处，以及迎送接待时的主动热情；打电话要讲究"电话形象"；面试时整洁大方的仪表着装、从容的应对；乘坐各种交通工具时的礼仪、谦让等。以上礼节对提升个人形象和修养、维护社会和谐有序具有重要意义。在医疗和护理过程中，处理好医护人员与患者、医生与护士、医护人员与其他工作人员的关系，熟悉各种称谓、介绍、接待、电话、乘车等各类礼仪，对提高医疗护理质量、营造完美的医疗环境、维护医院的整体形象十分重要。用高尚的职业道德、先进的医疗设施、精湛的医疗技术、规范的医疗行为，为患者提供优质、温馨、安全的服务，构建和谐社会是每一位医护工作者的责任。

思考题

1. 生活中遇到双方都不认识，需要你做介绍人时，你将如何得体自然地介绍他们认识？
2. 代他人接听电话时应注意什么？
3. 面试中语言表达的要求有哪些？
4. 乘坐各种交通工具时共同的注意事项是什么？

训练　医护人员的面试礼仪训练

（一）训练内容

1. 面试前的仪表、着装礼仪。
2. 面试中的言谈举止礼仪。
3. 面试后的致谢、告辞礼仪。

（二）训练目的

熟练掌握面试前、中、后的礼仪规范。

（三）学时

2学时。

（四）训练准备

1. 环境准备　模拟面试办公区环境。
2. 学生准备　着装整洁，符合面试的仪容仪表要求。
3. 案例资源　学生课前网上搜集面试前、中、后各环节的情境及问题。

4．用物准备　求职信、凳子、纸、笔。

（五）训练方法

1．教师讲解　教师对分组练习进行讲解，提出要求。教师巡回指导。

2．分组训练　学生分组，根据案例情境分别进行角色扮演。

3．情境练习内容及要求

（1）面试前：要求在训练表演过程中展示仪容，包括发型、指甲及女生淡妆；仪表，包括着装、站姿、行姿；以及等候室的礼仪。

（2）面试中：要求在训练表演过程中展示入室敲门、落座后坐姿、与考官交流过程中的语言表达、表情、目光及手势等礼仪。

（3）面试后：要求在训练表演过程中展示起身告辞、致谢及随手关门等礼仪。

4．评价　分组练习结束后，任选两组进行演示，集体评价矫正。

（六）效果评价

项目		评分标准	分值	得分
面试前	仪容仪表	面部、头发清洁，发型得当，指甲修剪整齐，女生淡妆，服装整洁，着正装，款式颜色庄重大方，无配饰	10	
	站姿行姿	头正、肩平、胸挺、腹收、身正、腿直，两手放置自然全身伸直，昂首挺胸；起步前倾，重心在前；脚尖前伸，步幅适中；双肩平稳，两臂摆动；全身协调，匀速行进	10	
	候考	保持安静，不大声说话或笑闹；不来回走动、东张西望；礼待接待人员。关闭手机	5	
面试中	敲门	敲门力度适中有节奏。得到允许后轻轻开门入室	5	
	坐姿	得到允许后轻轻坐到考官指定的座位。入座方位，左进左出；坐前理顺衣裙，落座于椅面1/2～2/3处；头正、肩平、胸挺、立腰；上身与大腿呈90°，两膝自然并拢	10	
	表情	面带微笑，亲切自然、真诚自信、稳重有度；与考官有目光的交流	10	
	手势	说话或答问时，有适度手势辅助。不舞动双手，不做太多小动作，切忌抓耳挠腮、用手捂嘴等行为	5	
	言谈	把握谈话重点，不离题，不啰嗦，不随意插话。吐字清晰，语速、语调、音量适中，说话时态度诚恳谦逊，不咄咄逼人。使用礼貌用语，遵守语言规范，讲究说话艺术	15	
面试后	告辞	面试结束时，适时主动起身与考官等人告辞，面带微笑地表示谢意，离开房间时轻轻带上门。离去时一并向接待人员致谢告辞	5	
能力评价		对话设计合理，表演真实，体现主题	10	
团队精神评价		积极参与，组织训练顺利，表演中体现合作精神	5	
创新精神评价		情境新颖，有创意	5	
职业情感评价		严谨、认真，自然真诚，精神饱满	5	

第六章 护理工作礼仪

学习目标

1. 掌握门诊接待礼仪；急诊接待、急诊救护礼仪；掌握小儿患者、孕产妇及老年患者的护理礼仪；手术室护士工作礼仪。

2. 熟悉预检分诊处的护士礼仪；病房一般护理礼仪；护理操作的礼仪要求。

3. 能在护理操作中运用礼貌用语。

第一节 门诊护士工作礼仪

门诊每天要接待大量来自社会各方面、不同阶层的病人，具有患者多、流动性大、病种繁多等特点；而且门诊是患者来医院就诊的第一环节，也是就医的主要场所。门诊服务质量的好坏直接影响患者就医的满意度。门诊护士与患者及家属接触最早也最多，患者也将其视为医院的形象代表。因此，加强门诊护士的礼仪修养，塑造好医院的"窗口"形象就显得至关重要。

一、礼 仪

（一）预检分诊处（导诊处）的护士礼仪

1. **仪表规范** 作为门诊的第一道窗口，导诊护士工作时应精神焕发、端庄干练、举止文雅、落落大方，具有良好的仪表仪容和气质风度。不浓妆打扮，不在患者面前闲扯谈笑或表现出漫不经心的样子。

2. **热情接待** 接待患者时要面带微笑，起立接待，给患者以认同感、信赖感和安全感。主动询问患者就诊原因，耐心回答患者的询问。

3. **熟悉医院医疗业务的开展情况** 预检分诊处的护士初步评估患者病情，对就诊患者根据疾病分科，指导患者挂号。向患者介绍科室当班医生的情况，介绍医生的专长供患者选择，从而帮助患者得到及时、正确的诊治。对危重患者立即护送到急诊科救治。对老年体弱、行动不便者可搀扶、使用轮椅、平车护送。

4. **环境规范** 工作场所整洁、无积灰污垢、不乱堆杂物，做好电脑、操作台、地面等处的保洁工作。

（二）门诊处的护士礼仪

1. **礼貌接诊，微笑服务** 接待患者应热情、有礼貌，交谈时用普通话、注意文明用语，面带微笑，及时提供咨询。使用礼貌用语能让患者倍感尊重，让服务更显温馨。指引方向时，要等对方听明白后再返回工作地点，必要时要将患者护送到目的地。让患者感受到护士的用心服务。如："您先到一楼划价、交费，然后到二楼化验室抽血化验"。对于自己不能解决的问题，不能一概说"不知道"，而应该积极联系相关人员，切实帮助患者解决问题。

案例6-1

护士："您好！请问，您有什么需要帮助的吗？"

患者："消化内科在哪儿？"

护士："请走这边，您从这里乘电梯到三楼，出电梯后向右拐，顺着走廊向前走就到了。"（送上电梯）"请您走好。"

患者："谢谢。"

护士："不客气。"

2. 健康教育，形式多样　护士应注意根据患者的年龄、理解能力等方面的差异，采用图片、资料、电视或黑板报等不同的健康教育方式和手段。宣教时，语气和蔼，语言应通俗易懂，并及时观察患者的反应，必要时给予重复说明，对患者提出的询问要耐心、热情地给予解答，达到有效沟通的目的。

二、护理治疗工作中的礼仪

在接待患者及其家属时，门诊护士应提前创造一个清洁、整齐的环境，同时准备好各类诊疗物品，认真、敏锐地观察病情，根据患者的情况测量体温、脉搏、呼吸和血压，并记录于门诊病历上。对高热或剧痛等患者应提前安排就诊或送急诊科处理。有一些需要在门诊进行治疗，如注射、换药、输液等，护士要充分尊重患者的知情权和隐私权，积极做好各项治疗的操作前解释工作，争取患者的配合，确保治疗安全和有效。

在操作中，应神情专注、态度和蔼、严格执行操作规程、动作轻柔。在为患者做暴露操作时，要用屏风遮挡。治疗结束后，应告知患者注意事项，必要时，给患者留下急需帮助时的联系方式。患者离开治疗室时礼貌送别，应把患者送到诊室门外，说上几句嘱咐、送别的礼貌语，如："您请走好，注意按时服药，保重身体，有何不适请随时与我们联系，祝您早日康复！"等，让患者感到来时痛苦、焦虑，去时舒畅、满意。

案例6-2

护士："您好！有事请尽管说。"

患者："请问这里是注射室吗？"

护士："是的。请让我看下您的注射单"（看注射单）"请问您是叫×××吗？"

患者："是的。需要做皮试吗？"

护士："这种针剂不需要做皮试。您以前用过这种药吗？"（用过）"您和您的家人对什么药物及食物过敏？"（没有）"好的，请您准备好，我马上为您注射。"

 链　接

首问责任制

当患者对治疗有疑问或对病情渴望了解时，无论问到哪位护士，护士都不应推脱。作为被患者首次问到的护士，虽然不是所有问题都能解决，但应设法与其他护士、护士长或医师取得联系，并把结果告知患者。事后还要询问患者问题解决的情况，直至患者满意。

第二节　急诊护士工作礼仪

急诊患者的特点是发病急、来势凶猛或生命垂危、急需救治。当危重患者被推进、抬进或扶进急诊室时，患者或患者家属会表现出极度紧张，患者会把转危为安的全部希望都寄托在医护人员身上，对医护人员有着强烈的依赖感。因此，医护人员应针对患者的实际情况，采取适当的接待和救护方式，提供及时、快捷的医疗急救服务。

一、急诊护士素质要求

1. 要有全面的专业知识和技术　急诊患者病情重而复杂，如休克、药物中毒等，护士必须掌握丰富的理论知识、抢救要点、抢救程序及各种抢救药品摆放、剂量、方法、不良反应、作用原理、配伍禁忌等，过硬的专业知识是做好急诊工作的重要前提。在掌握护理专业理论基础上对各种抢救器械熟练操作，掌握各种抢救程序及技能，如心脏按压法、呼吸机、心电监护及危象鉴别等，主动做好吸氧、止血、测量生命体征等。动作要娴熟敏捷、正确、忙而不乱，以赢得抢救生命的宝贵时间。

2. 要有奉献精神和高度的责任感　急诊工作量非常大，且危重患者的抢救工作又紧张、劳苦，随时清理呕吐物、痰液、脓血、大小便等，是非一般人所能承担的艰巨工作，因此，护士应不怕脏、不怕累，以高度的责任感了解和满足患者的心理需求，从繁重的护理工作中得到自身价值和成就感，满怀同情心，为抢救患者生命、减轻患者痛苦而努力工作。

3. 要有团队精神　急诊科是风险最高的科室，患者及其家属多有情绪激动，甚至医护人员的安全受到威胁。在危急时刻，急诊护士要与医生配合，齐心协力抢救患者，及时沟通，分工合作。护士应作为一个整体，积极做家属工作，说明利弊、病情的危险性和重要性，使家属和患者情绪得到控制，患者得到及时救治，脱离危险。

4. 要有急救意识　急救意识是护士对患者所特有的病情时刻保持警惕和对患者抢救过程时间性的一种特殊反映。面对种种急诊病人，急诊护士必须敏锐准确判断，及时施行适当的救治措施。

5. 良好的沟通技巧　在急诊科，因为病情急、危、重，发病突然，变化迅速，家属表现得很不冷静。在这种特殊情况下，护士掌握了良好的沟通技巧，护理工作将能收到事半功倍的效果。

6. 良好的身体和心理素质　急诊护士既是体力劳动者，又是脑力劳动者，扶、抬、拉、背患者，常需护士辅助或独立完成，并且护士除完成日常轮班工作外，遇有重大抢救或意外事故还要加班加点，没有健康的体魄，无法胜任急诊工作。急诊护士面对危、急、重症患者及常常心情焦躁的家属，要沉着、冷静应变，处变不惊，忙而不乱。根据具体情况，做出正确的判断和处理。

7. 高度的法律意识　随着社会的发展，国家法律法规的健全，病人的法制观念日益增强，对医疗服务质量、护理安全要求不断提高，护理工作稍有疏忽，就会造成病人的不满，甚至投诉，引起医疗纠纷。因此，急诊护理工作应严格遵循各项操作常规，牢固树立"安全第一，质量第一"的观念，增强法律、法规意识，依法执业。

二、急诊接待礼仪

1. 主动迎接，提供方便　对急诊患者医护人员应迅速而镇定地将患者推入抢救室，尽快向家属询问相关情况，迅速采取相应措施。对情绪不安、焦虑惧怕的患者要温和礼貌，赋予爱心，给患者以精神上的安慰和支持。要做好与家属的沟通，让家属了解患者状况和抢救情况，充分理解医护人员工作，避免因缺乏必要的沟通而引发护患纠纷。对经全力抢救却无法起死回生的患者，要给予尊重的礼遇。

2. 根据不同病情进行个性化护理　急诊护士应具有高度的责任感和应变能力，及时发现患者的病情变化和心理变化，进行个性化护理，在第一时间给予患者最佳的救治，使患者和家属对治疗充满信心。例如，外伤出血患者多因疼痛和受刺激而产生紧张、恐惧情绪，护士要给予安慰，适当抚触，以减轻患者的不安。

三、急诊救护礼仪

急诊患者一旦入院，就必须在最短的时间内，提供恰当的救护方式、及时快捷的医疗急救服务，用最有效的措施为患者进行救治。

1. 急而不慌，忙而不乱　医护人员必须有较强的应急能力，要头脑清晰、思维敏捷、急而不慌、忙而不乱。要沉着镇定，及时准确地做出判断，拿出有效的应急方案，避免误诊和贻误病情，并适时地给患者或家属以必要的告知、说明，稳定患者和家属的情绪，取得他们更好地配合，为患者创造有利于抢救和治疗的最佳心理状态，争取最佳抢救效果。

急诊患者发病急，来势凶猛。护士应立即建立静脉通道，做好输液，测血压、脉搏、呼吸等工作，根据需要协助医生做好诸如输血、清创、包扎、人工呼吸、胸外按压、复苏术等必要的生命支持抢救，完成必要的各项辅助检查等，防止病情恶化。

2. 团结协作，文明礼让　急诊救护是一项涉及医疗、护理、化验、放射、收费、药房等多方面工作的系统工程。各部门应注重文明礼貌、互相理解、互相尊重、团结协作、优势互补，形成高绩效的急救团队，共同完成急救工作，避免因行为急慢、言语不慎影响对患者的抢救，造成不可挽回的严重后果。

3. 主动巡视，密切观察　对于在留观室进一步观察、治疗的患者，应礼貌接待，并进行入室登记，建立病历，仔细认真书写病情报告。护士应主动巡视患者，密切观察，及时解答患者询问的问题。同时关注患者心理，为患者及家属提供安全、温馨的治疗环境。

第三节　病房护士工作礼仪

一、病房一般护理礼仪

（一）患者入院护理礼仪

初入院的患者在承受生理疾患折磨的同时，多伴有焦虑、恐惧等心理。护理人员应热情礼貌地对待患者，积极安慰患者和家属，这样有助于患者和家属焦虑不安的心理得到缓解甚至消失。

1. 热情接待，协助办理入院手续　护士看到患者应立即起立，微笑问候，尽快、礼貌地指导患者或家属办理入院手续，如填写登记表、缴纳住院押金等。不能让患者久站等候，杜绝不耐烦、恶语斥责的行为。让患者感到温暖，产生良好的第一印象。同时立即电话通知病区做好接收新患者的准备。

2. 护送患者进入病区　患者办好手续后，应根据患者的情况选择护送方式，如步行、轮椅、平车等，将患者护送到病区。护士引导患者进入病房过程中要主动帮助拎包或提取重物，与患者平行，切忌只顾自己向前走而把患者甩在身后的情况，保持与患者的主动交流沟通。在引导患者入病区时，应采用稍朝向患者的侧前行姿势，并主动介绍环境，耐心接受患者的咨询，以体贴的言行为患者解除疑虑等。对于危重患者应妥善安排好患者的运送方式、保暖、吸氧、输液等，保证安全护送至病房。

3. 及时、认真交接　到病区后，与病区护士耐心细致地进行物品、个人卫生情况及病情交接。物品应当面清点，病情交接应重点突出，同时做好交接的书面记录。整个护送交接工作应做到有始有终，环环相扣，护送有序，服务到位。

（二）患者进入病区后的护理礼仪

病房是患者接受住院治疗和护理的主要场所。此时的患者无论是从治疗方面还是从生活和心理护理方面，都需要医护人员和其他工作人员的关心和帮助，而护士与患者接触最多也最密切，护士的一言一行不仅显示了自己的职业修养，更代表着医院的服务质量。因此，护士应严格按照礼仪规范要求，为患者提供高质量的医疗护理服务。

1. 礼貌迎接　新入院患者刚进入病房时，由于病房环境及医生、护士不熟悉，大多会产生孤独、恐惧心理。此时护士要起身迎接，面带微笑，安排患者就座，亲切热情地问候和自我介绍，"您好，我是值班护士，今天由我负责接待您，请您先把门诊病历交给我"，双手接过病历以示尊重。尤其应注意在工作紧张时，也不应疏忽对新入院患者的接待，交流时应注意语气勿急、语调勿高、语速勿快。

2. 主动介绍　责任护士应在第一时间内看望患者，并尽快地通知主管医师到场。主动向患者及家属进行入院相关介绍。首先把自己和主管医师作简单的介绍，例如，"您好，我是您的主管护士××，您有事可以随时找我；您的主管医师是××，他马上就会过来看您，希望您能积极配合治疗，安心治病，我们会尽可能让您早日康复。"

同时可以接过患者手中物品，引导患者到所住病房，并介绍病室环境、生活设施、同室病友、探视制度、查房制度、患者的权力和义务及相关的护理、治疗常识等。例如，"这是您的床，床下有脸盆架、鞋架，床旁有床头柜，每床中央墙壁上安有呼叫器，有什么事情和要求您可以呼叫，我们会尽力帮助您。"

介绍时要耐心，语速不宜过快，内容不宜过多，并实时了解介绍效果。对住院制度进行介绍时，须使用礼貌用语，注意语气和措辞等，尽量多用"请""谢谢"等文明用语，避免使用"不准""必须"等命令式语气。使患者消除生疏感，很快适应住院环境。

护士给患者的第一印象是非常重要的。当患者和家属感受到你的尊重和关注时，就更容易建立良好的护患关系，提高患者医嘱执行度，更有利于住院医疗和护理工作的开展，减少护患纠纷。

3. 健康教育　患者住院后，医护人员应尽早将诊断结果、治疗方案和预后等情况向患者及家属作详细的介绍，并给予相应的健康指导，以满足患者了解病情和治疗措施的心理需要。如：有关药物的服用常识、饮食与疾病的关系、生活习惯对恢复健康的影响、出院后如何做到生活自理、对患有不治之症的患者或预后不良的疾病要采取保护性医疗措施，以免加重患者的精神负担，影响治疗和康复效果。

在实施疾病知识宣教过程中，护士要注意运用通俗易懂的讲解方式，切忌照本宣科，讲一些令人费解的专业术语。

（三）患者出院护理礼仪

患者痊愈或基本康复后，医生要与患者提前沟通，告知治愈情况，确认出院日期。护士要按照出院医嘱通知患者及家属，进行出院指导，内容包括办理出院手续的步骤、出院后的用药方法、注意事项、复诊时间、家庭护理技术等，尽可能给予患者及家属具体的帮助。

交谈时要礼貌谦虚、语气谦和、用词严谨，不用冷漠、命令的口吻，尽量使用"我觉得您需要……""您最好……"等言语。

案例 6-3

出院指导

老李明天就要出院了。面对医生开的一大堆药，老李有些不知所措。这时，护士来到他面前。

护士："祝贺您康复出院。不知道如何服用这些药吧？别着急，让我来帮您。您看，复方丹参、卡托普利（开搏通）这两种是保护心脏、降低血压的药，每天两次，可以在早晨和下午吃。先锋Ⅵ号是消炎药，主要是控制支气管炎症的，每天 3 次，饭后服用。维生素 B$_6$ 可与先锋Ⅵ号同时服用，以减轻胃肠道反应。棕色合剂是止咳化痰药，要最后吃，服用后 15 分钟内最好先不要饮水，以免冲淡药液，影响疗效。这张纸上是我给您写好的吃药时间和剂量，药瓶上也作了相应标注，我都您分类放好，吃药时就不会弄错了。"

老李："谢谢！"

患者出院时，医护人员送至病区门口、电梯口或车上并予以真诚地祝贺："×××，祝贺您康复出院！""回家后您要按时服药，坚持锻炼，合理饮食，祝您早日康复！"或道声："请慢走！""您好，为了改进我们的服务，请您多提宝贵意见和建议""您提的意见很好，我们一定会认真改进的。感谢您对我们工作的理解和支持。"分别时不要说"再见"。

二、小儿患者的护理礼仪

案例 6-4

一岁半患儿，人工喂养，前囟未闭，方颅，鸡胸，O 形腿，烦躁易哭，睡眠不安。经查血钙降低，血磷降低，碱性磷酸酶升高。临床诊断为维生素 D 缺乏性佝偻病。

儿童患者有何特点？在医疗和护理过程中我们应当如何做？

儿科患者大多是 14 岁以下的儿童，儿童的特点是生长发育快，模仿、接受能力强，有强烈的好奇心和求知欲望，而且活泼好动，情绪不稳定。更多的婴幼儿对医院环境有陌生感，对护士有恐惧感，对护理治疗既不容易沟通，也不容易配合。因此，作为一名儿科护士，要有一颗"慈母心"，要像妈妈对待自己的孩子一样去呵护他们，要把"小儿"当作成人看待，要给他们以同样的理解和尊重，并针对患儿的心理、生理特点，注意遵守以下礼仪规范。

1. 改善儿科病房环境　病区内环境的布置，各种色彩的搭配，既要适合儿童特点，又要达到美化环境的目的。例如，在走廊里摆放一些鲜花和绿色植物，在病室内放一些儿童喜爱的玩具、图片、儿童读物和装饰物等。为患儿营造一个轻松、快乐、温馨的住院环境，减少其对医院的恐惧。病室及玩具等物品要定期消毒。

2. 使用文明用语树立良好形象　护士着装应清洁、合体、美观，如粉红色的工作服既美观又能减少患儿的恐惧感。采用不同语言和方法与患儿进行沟通和交流，做到"因龄施语"。与患儿说话应发音清晰、语气温和、语调婉转、通俗易懂、语言文明，多用儿童易于接受的语言拉近与患儿的距离，如"你好啊！小朋友，阿姨给你检查一下好吗？""告诉阿姨你哪里不舒服好吗？""你真是个勇敢的孩子"等。与患儿说话多用"请""谢谢"等，避免使用吓唬或命令的语句，如"不许动""不行""不许哭！再哭就给你扎针"等。如遇小孩哭闹，要耐心疏导、安抚，用拥抱、抚摸、做游戏等方式，让患儿感受到不是亲人胜似亲人的温暖。

3. 尊重患儿，严谨操作　护士可采用蹲姿、坐姿，以平行的视线与患儿交谈。以微笑的表情、充满亲切的目光、温和的语气对待患儿。

在给患儿实施治疗护理操作时，如做导尿、灌肠或私密部位的检查时，要尊重患儿的自尊心，避免过分暴露。在肌内注射、静脉输液、静脉穿刺、实验室检查验取血、化疗给药等操作前，可用玩具、歌谣、话语、抚摸等方式转移患儿注意力。

操作时要快而准确，多说一些鼓励、赞美的语言，如"你真勇敢，真是个男子汉，长大后一定能当解放军，好样的！一会儿我就告诉其他小朋友，让他们都向你学习"。在穿刺时可和颜悦色地询问其年龄、上哪个幼儿园……趁患儿注意力分散时快速、轻柔、准确地完成穿刺。当患儿配合完成穿刺时可说"你真棒""你真勇敢"等赞美表扬之词，让患儿获得尊重和成就感。

遇到因患儿肥胖、血管细微或哭闹不止而导致穿刺失败时，要真诚地向家属表示歉意，并请经验丰富的护士来操作。不能以"孩子太胖，不好扎"或"血管太细"等理由为自己开脱，将责任归咎于患儿。

三、孕产妇的护理礼仪

案例6-5

张女士，32岁，在妊娠25周时因意外失去胎儿，患者表现哭泣，反复回忆失去胎儿事情的过程，不吃不喝，睡眠困难，拒绝与亲属、朋友沟通。

孕产妇有何特点？在医疗和护理过程中我们应当如何做？

分娩是人类繁衍后代的一种生理现象，所以孕产妇不是真正意义上的病人，而是医院里一群特殊的健康"患者"。当接近预产期时，孕妇及其家属会时常担心、害怕、焦急或忐忑不安，期盼能顺利生产，母子平安。因此，母婴的护理依赖和护理需求越来越大，孕产妇对产科护士各方面的要求也越来越高。护理孕产妇应遵守以下礼仪规范：

1. 入院接待热情大方，仔细周到　当孕产妇来到医院后，首先映入眼帘的是陌生的病房，等待的是各种检查治疗，她们往往还会表现出忧虑、恐惧等复杂心情，护士应热情大方地接待孕产妇，态度和蔼可亲，一视同仁。在向她们介绍入院规章制度和病区的环境时，应耐心细致，服务周到；了解病情时，要思想集中，目光注视病人；对她们的述说要认真倾听，让她占"主导"地位，不可打断她们的讲话；当她们有顾虑的时候，要表示理解和同情，以示对她们的重视，给她们一种信任感，使她们觉得亲切，容易接受，使孕产妇和家属产生一种安全及信任感。

2. 丰富的语言和非语言表达能力　语言是一门艺术，是社会生活的一面镜子，是人们交流思想、传递信息的重要工具，俗话说"良言一句三冬暖，恶语伤人六月寒"，充分说明了语言艺术的魅力和作用；体态语言能表达语言所无法表达的意思，且能充分体现一个人的风度和气度。产科是一个有着无限欣喜的地方，善于运用赞赏性、鼓励性的语言和安慰性的体态语言可以进一步巩固护患合作关系。护士与孕产妇及家属接触最多，称呼语是护患交往的起点，得体的称呼，能给孕产妇一种亲近感，因孕产妇都较年轻，产科护士可以用"小张""小王"等称呼她们，而不应用床号取代称谓。

当产妇进入病区后，护士应热情地说："您好，欢迎您来到妇产科，我是XX护士，非常高兴为您服务。"并迅速、及时地安排孕妇到病室，"请问您现在感觉怎么样？肚子疼吗？我先为您听一下胎心音吧？您的情况很好，子宫收缩很规律，现在需要到待产室继续观察，我用推车送您过去，好吗？"

当产妇进入潜伏期出现阵发性腹痛时，护士可以面带微笑摸着产妇的腹部轻轻拍着肩膀鼓励说："不要害怕，进入这个时期就有希望，生孩子也就这会儿最困难，过了这段时间就能顺利过关当妈妈了！""我现在为您装上胎心监测仪""目前胎心音很正常，您可以放心抓紧时间闭上眼睛休息，养足精神，您喜欢听音乐吗？音乐能使您精神放松，分散注意力，使您减轻疼痛。来，我帮您戴上耳机。"

当产妇和新生儿一起回到休养室时，护士可以欠身抚摸产妇的头欣慰地夸奖道："祝贺您终于成为妈妈了！快看看您的宝宝真漂亮，好可爱呀，真为您高兴！"这样既活跃了气氛又跟她们拉近了距离，用自然流露的真情和爱心温暖产妇和家属，使她们真切地感受到护士对她们的关爱。

3. 产褥期保健指导

（1）提供安静舒适的修养环境。为了预防感染和有利于康复，产后休养环境要做到安静、舒适、室内保持整齐、清洁、空气流通，防止过多的探视。室温需合理调节以避免夏天中暑，冬天受寒。

（2）加强个人卫生。产妇要坚持刷牙、洗手、勤洗澡、勤换衣裤，特别要保持外阴部清洁。

（3）指导母乳喂养。在产褥期内须不断地给产妇以鼓励、支持和指导，使她们至少能坚持纯母乳喂养4～6个月。指导的重点：第一，母乳喂养的重要性。第二，母乳喂养的技巧：注意婴儿与母亲乳头的正确含接，注意正确的哺乳体位，即母亲放松、舒适，婴儿头和身体呈直线，面向乳房，鼻子对着乳头，身体紧贴母亲，下颌贴乳房；学会观察和判断婴儿吸吮是否正确；学会挤奶。第三，预防乳头皲裂和乳腺炎。

（4）保持心理健康。产妇中50%～70%会发生产后抑郁。发病率在3.5%～33%，常出现在产褥第3周内或其后，抑郁的内容往往以关于婴儿或丈夫为主，自责自罪，有自杀企图并有他杀的念头。因而，做好产褥早期产妇的心理适应工作非常必要。

（5）落实避孕措施。一般的原则是产后哺乳者宜用工具避孕，不宜口服避孕药。

四、老年患者的护理礼仪

案例 6-6

秦先生，66岁，退休多年，儿子在外地工作。自去年老伴去世后，变得精神萎靡，爱发脾气，食欲不佳，睡眠紊乱，心慌气短，兴趣减退，不愿见人，也不愿再出门参加任何活动，儿子几次欲接去住都被秦先生拒绝，随后领父亲来看医生。医生诊断为"空巢综合征"。

问题：根据老年患者的特点，医护人员如何做好诊治和护理工作？

老年患者是医疗护理服务的特殊群体。60岁以上的患者被称为老年患者。人到老年，生理上各个器官都逐渐出现衰老，发病率增高，心理过程的各个方面也都逐渐呈现出衰老现象，对护士所给的信息的反应速度不及正常人和年轻人。患病后往往病程长，对医疗保健的要求更为迫切，更渴望得到别人的关注和重视。医护人员要掌握老年患者的特点及需求，尊重他们的人格，把他们当作自己的长辈一样去关心和帮助，做好诊治和护理工作。护士在护理老年患者时应遵循以下礼仪规范：

1. 尊重老年患者 老年人很容易产生失落感、孤独感，突出的心理是希望受到尊重和重视。护士应针对老年患者的心理特点，做到来时有迎声、问时有答声、走时有送声。要称呼"阿姨""大爷""大妈""老首长""老同志"，不要直呼其名或床号，以免引起老人们的不快。要耐心倾听他们的诉说和要求，给予加倍的尊重和关怀。

2. 贴心交流，加强心理指导 由于老年人视觉、听觉、嗅觉及触觉功能减退，会无法清晰、准确、快速地表达自己的生理、心理感受，但他们渴望有人倾听他们的感受，因此护士应关心体谅老年人。向老人走近时，在距离老人一米左右就要微微弯下腰，弯腰程度根据老人的身高或是老人所处位置的高低而定，让老人感受到你的亲切。说话时要语气温和、吐字清晰，尽量多引导老人自己倾诉或是自己提起自己感兴趣的话题，在必要的时候给予肯定。另外，护士与老人交谈中可辅之以适当的肢体语言，通过患者不同的眼神、表情、肢体动作等获取其内心需求，也可通过自己的神态、举止，让患者感受到积极的暗示和鼓励，从而拉近与患者的距离。

有些老人患病后，往往不能正确对待，把小病视为大病，终日忧心忡忡；有些老人认为反正自己年事已高，不愿接受治疗；有些老人担心牵累家人，甚至拒绝治疗。因此，护士应注意加强对他们的心理疏导，耐心细致地帮他们进行心理调适，重新调整自我，保持乐观的心情。

3. 精心照料老年患者的生活　老年人因身体技能的衰退导致生活自理能力下降，加之疾病的困扰，使他们在住院过程中需要比一般病人更多的照顾。护士要尽可能地做到设身处地从老年患者的角度考虑他们的问题和困难。老年患者住院治疗，打乱了原已习惯的生活方式，感到生活很不方便，但又不肯经常求助别人，因此对老年患者要主动嘘寒问暖，要充分考虑老年患者的特点和习惯细心照料。

第四节　手术室护士工作礼仪

手术室是集手术、检查、治疗、抢救于一体的重要场所。手术患者一般存在焦虑、恐惧、生死的体验、疑虑、审慎、依赖等心理。因此，医护人员在手术前后的全过程中，要尊重、同情患者，给予患者最温馨的关怀，通过医护人员全方位的服务，使患者处于最佳的心理状态，确保手术成功。

一、手术前耐心疏导

1. 做好解释，加强心理疏导　术前患者极易产生焦虑、烦躁、恐惧、担心手术不成功、出血多、有生命危险等心理状况，会直接影响术中的配合及术后的恢复效果，甚至可能引发不良后果。因此术前要做好沟通疏导工作，用礼仪化的言行、和蔼可亲的态度、科学准确的措辞为患者和家属讲解手术治疗的目的、方法、术后注意事项等知识。可以通过抚慰、列举成功病例等方式减轻或消除患者心理压力，增强患者战胜疾病的勇气和信心。

2. 交谈时要注意仪容仪表、语气语态　要给患者以亲切感、信任感，对个别患者出现的言语失敬和暴躁态度，护士应给予充分的理解，针对患者的情况给予恰当的说明和解释，阐明手术的重要性、必要性、安全性，用合理的语言向患者交代术前做到各种准备，简单介绍手术过程及护理措施、手术和麻醉医生的威信以及手术室完备的医疗设施等；还可给予患者鼓励、安慰及必要的保证。如："您的手术是由经验丰富、技术过硬的医生担任主刀，从未出现过差错，请您放心……"消除患者不安的心理，为患者解除各种顾虑，使患者对手术治疗充满信心。

案例6-7

李某，男，56岁，术前一日在处置室做术区皮肤准备。

护士："李先生，明早您要做手术了，我来为您做备皮，请您躺好。"（扶患者躺下）

患者："备皮是干什么？是不是很疼呀？"

护士："备皮就是在手术的相应部位剔除毛发并进行体表清洁的手术准备，以减少感染机会，避免伤口因感染而难以愈合。现在我们开始操作，您别紧张，不会有什么疼痛。"（备皮完毕）"赵先生，您可以起来了"（扶患者起身、穿衣）"请您回病房洗个澡，更换衣服，修剪指甲，注意不要着凉，也不要擦破皮肤，以免因皮肤损伤影响手术。"

患者:"一想到手术我就紧张。"

护士:"我非常理解您现在的心情,请您不必担心,您的手术不属于疑难手术,又由经验丰富大夫为您主刀,您放心吧。李先生,我送您回病房休息,谢谢您的配合。记住:术前12小时不要吃东西,术前4小时不要喝水。晚上好好休息,还有什么不清楚的,可以随时来找我。"

患者:"听你一说我就放心了,谢谢!"

二、手术中谨言慎行

1. 关怀手术患者　患者进入手术室后,手术室人员应主动热情地打招呼,一边轻柔、关怀的动作帮患者摆好麻醉体位,同时向患者介绍正确的体位对手术、麻醉及术后并发症产生的重要性,一边要态度温和地安慰患者,如:"请您放心,我就在您的身边,随时为您服务。"

2. 注意手术中的言行　患者对手术室的一切情况都很留心。特别是在局部麻醉的情况下,患者对器械的声响、医生的言谈和自我体验的反应十分敏感。因此,医护人员要做到认真细致、从容镇定、操作稳健、密切配合。杜绝使用"哎呀""坏了""糟糕""穿了""怎么办"等语言,以免患者受到不良暗示而造成心理压力或误解,影响手术的正常进行。

在不影响手术的情况下,尊重患者的意愿,注意遮挡隐私部位,不公开透露或议论病情,更不能蔑视、讥讽和嘲笑患者的身体缺陷,保障患者的合法权益。

案例 6-8

一位女患者准备手术,护士发现她神情紧张,身体微微颤抖,就轻轻握住患者冰凉的手说:"不要紧张,放松些,我会一直陪伴在您身边的,您的家人也都在外面等候,他们都在为您祝福,希望您能勇敢些。"患者慢慢地平静下来。每当回忆起此事,这位女士都十分感激这位给予她温暖和力量的护士。

三、手术后细心护理

1. 体贴入微的心理、生活护理　手术完毕,护士护送患者到病房,用亲切和蔼的语言主动告知患者,手术一切顺利,效果很好,表扬他战胜恐惧、配合手术,使手术圆满成功,让他安心休息;并向家属介绍术后的注意事项。

患者术后会出现程度不同的不适反应,医护人员要多加安慰和鼓励,多给予无微不至的生活及心理护理。如给患者润唇、翻身、擦身时,要动作轻柔,像对待亲人一样,让患者感受人间温情,同时应采取各种护理措施,用药物或心理暗示尽可能减轻他们的痛苦。对于暂时无法用语言表达的患者,医护人员要根据患者的表情、动作了解他们的感受,满足其各种需求。

2. 周密观察、细心指导　对术后患者,护士应常到患者床前观察了解术后的情况,观察切口有无渗血,及时消毒,更换无菌纱布,细致的询问病情和术后情况,如"您晚上休息得好吗,切口还疼吗?"如患者出现一些不适的症状,产生一些疑虑和担心,护士应温和、科学地向患者及家属解释,简明扼要,不要信口开河。

对于大手术后或重症患者术后会被送进重症监护室(ICU)。这里病种多、病情复杂,要求护士具备较高的专业素质和敬业精神,有敏锐的观察力、高度的责任心、良好的沟通能力。要运用各种先进仪器对患者进行实时观察和严密监护,及时捕捉和判断患者生命体征的细微变化,从容应对可能出现的突发情况,防止并发症的发生,帮助患者平安度过术后危险期。

适当活动对术后患者的康复是十分重要的,护士应正确指导患者进行相应的活动。例如,指导腹部手术患者要适当活动(变换体位),以加强血液循环,促进切口愈合。

案例 6-9

护士："您的手术很成功，很快就能康复了。"

患者："谢谢护士，那我什么时候可以吃东西啊？"

护士："手术后的第一天您可以吃少量流质食物，然后慢慢过渡到半流食，术后第五天就可以吃普食了。"

患者："什么是流食？"

护士："如牛奶、果汁、蔬菜汤等。"

患者："那什么是半流食呢？"

护士："半流食包括面条、片汤、粥、鱼、蒸鸡蛋羹、豆腐脑等"。

患者："明白了，谢谢您！"

护士："祝您早日康复！"

第五节　护理操作礼仪

一、护理操作的礼仪要求

1. 护理操作前向患者提供充足的信息　向患者提供的信息，应包括进行治疗、护理的目的、意义、进行治疗的方法和手段，所需要的时间，告知患者会有什么样的感觉，对身体可能产生的影响，以及有可能导致的后果，并指导患者如何面对和克服这些影响。这是对患者尊重的表现，只有这样才能使患者积极努力地配合护理工作。

2. 护理操作中的注意事项　护理操作中应随时观察患者表情，询问患者感受，同时调整护理操作的动作。整个护理操作过程要求护士应关心爱护患者，要像对待亲人一样呵护备至，而且动作应轻柔娴熟，使护理操作顺利地完成。

3. 护理操作结束时要叮嘱患者　护理操作结束时，告诉患者要注意什么，大约过多久再来看望患者。

4. 护理操作失败时及时向患者道歉　如果在护理操作中遇到操作失败的情况，给患者造成的痛苦，护士要真诚地向患者道歉，说明原因，但不能推脱责任，以此取得患者谅解。

二、常用护理操作礼仪案例

护理人员应勤奋学习、反复实践，不断加强护理操作礼仪规范的培养，逐步熟练掌握操作前、操作中、操作后的每个技术环节和注意事项，并根据操作对象的不同性别、年龄、职业与个性因人而异、灵活运用、举一反三，恰到好处使每一个需要健康帮助的人得到诚挚的优质服务。

（一）生命体征的测量

例：患者李某，男性，42 岁，某公司职员，因腹痛待查入院，护士要为他测量体温、脉搏、呼吸和血压。

1. 操作前解释

护士："李先生，晚上好，我来为您测量一下体温、脉搏、呼吸和血压。您在半个小时内喝过热水吗？"

患者："没有，喝热水是否对体温有影响？"

护士："是的，刚喝完热水会使体温升高。好，我现在先给您测体温。"

患者："还是我自己来吧。"

2. 操作中指导

护士："还是我来帮您吧，请您解开衣服，我用纱布帮您擦干腋下。"

患者："为什么还要擦腋下？"

护士（微笑）："因为天气热，腋下易出汗，测得的体温不准确。"

患者："噢，是这样，明白了。"

护士："请您屈臂过胸，夹紧体温表 10 分钟后再看结果（边说边帮患者摆正测体温姿势）。"

患者："原来我在家时测体温可没这样正规，还要等 10 分钟，我没戴表怎么知道测量结束的时间。"

护士："您放心，我已看表计时了，不用您费心。"

患者："是的，到医院来就得听医生、护士的。"

护士："请您安静一下暂时不要说话，我来给您数脉搏，测测呼吸（测量）。"

患者："我的脉搏怎样？"

护士："您的脉搏正常，每分钟 85 次，呼吸也很正常。"

患者："我没看到你测我的呼吸，怎么说呼吸正常呢？"

护士（微笑）："在数您脉搏的同时，我就数了您的呼吸，只是没有告诉您，这样您的呼吸会更自然，测得的呼吸会更准确。现在给您测一下血压，来，我帮您脱下一侧的袖子，躺好，保持安静（测量血压）。"

患者："听说量血压前应先歇一下。"

护士："是的，您的血压正常，高压 120mmHg，低压 75mmHg。时间到了，请您把体温计拿给我。"

患者："好，给，我发烧了吗？"

护士："有点低热，37.6℃，天气热再观察几次，多喝点水。"

3. 操作后嘱咐

护士："您休息一下，别着急，一会我带您去做其他的检查。"

患者："谢谢你对我的关照。"

护士："不客气，这是我应该做的，我还应该谢谢您呢。"

（二）静脉输液

例：患者林某，女性，46 岁，中学教师，胃溃疡穿孔修补术后，给予输液治疗。

1. 操作前解释

护士："林老师，上午好。今天感觉怎么样，伤口还疼吗？看起来您的气色和精神都好多了，现在我来为您输液。由于您现在还不能饮水、进餐，所以要为您输 6 瓶液体，总量为3000ml。输液时间较长，您要不要方便一下（递便盆）？"

2. 操作中指导

护士："请您把手伸出来（铺治疗巾，消毒，扎止血带，选择血管），您的血管很明显，放心，我保证为您一针扎上，只是进针时会有点疼，请握紧拳头，忍一下就好了（穿刺，固定，调节滴速）。"

3. 操作后嘱咐

护士："好，扎上了，谢谢您的配合，我用胶布给您固定好针头。液体多，输的时间比较长，您的手活动时要小心，否则针头脱出，还得重扎，那会给您增加痛苦的。液体滴速我已调为每分钟60滴，请您不要随意调节。"

患者（看了看滴速）："60滴！是不是太快了？"

护士："不快，正合适，因为输液速度都是根据患者的年龄、病情和药物性质进行调节的，对小儿、年老体弱或有心脏病的患者滴速可调慢一些，输一些特殊药物时滴速也可放慢一些，您的体质很好，又无心脏病，每分钟60滴不算快，再说输得太慢用的时间就长，会影响您休息。"

患者："如果太快了，会有什么后果？"

护士："滴速过快，会加重小儿、老年人或心脏病患者的心脏负担，会造成肺水肿和心力衰竭。请您放心，这个滴速，您不会出现任何问题。待会儿输含钾药物时，再适当给您调慢一些，因为慢一些会减轻疼痛。"

患者："我明白了，谢谢您。"

护士："不客气，还有什么问题吗？若有事情请按床头呼叫器，您休息吧，我会经常巡视及时为您更换液体的。"

（三）皮肤过敏试验与肌内注射

例：患者孙某，女性，65岁，农民，慢性支气管炎急性发作，青霉素80万单位，肌内注射，一天2次，门诊治疗。

1. 皮试

1）操作前解释

护士："大娘，您气管内感染，每天需要注射青霉素2次。今天是第一次，我先给您做皮试。如果皮试是阳性，就说明您对青霉素过敏，不能注射，医生会给您更换药物。如果是阴性，就可以注射青霉素了。"

"请问您以前用过青霉素吗？是否发生过过敏反应？"

"您以往对某些药物过敏吗？您家里人有谁对药物过敏吗？"

患者："我以前用过青霉素，不过敏，家里人也没发生过过敏。"

2）操作中指导

护士："请把您的胳膊伸过来（乙醇消毒皮肤，进针），有点疼是吗？"

患者："是，有点疼，真有点害怕。"

护士："别害怕，只有这么一下（注起皮丘），好了，皮试做完了，谢谢您的合作。"

3）操作后嘱咐

护士："请您在这儿休息15分钟，千万不要离开。请不要摩擦、按压皮丘，如感到不舒服，请立刻告诉我。"15分钟到了，您有什么不舒服吗？"

患者："没有感到变化。"

护士（看过皮试处）："好，皮试结果阴性，可以为您注射青霉素。我现在就为您准备抽药，请您稍等。"

2. 肌内注射

1）操作前解释

护士："大娘，看您咳喘得这么厉害，还是先躺一会，待感觉好一些后，我再给您打针。（稍休息后）大娘，现在我可以给您打针了。"

2）操作中指导

护士："请您侧身躺在床上，把上面的腿伸直，下面的腿稍弯一下。"

患者："这样行吗？"

护士："对，就这样，请您放松别紧张（消毒，待干，进针，缓慢注药，分散注意力）。大娘，医生给您选用的青霉素，价格低，效果好，是治疗支气管炎的首选药，几天后您肯定会康复的。"

患者："我感觉有点疼。"

护士："有点疼是吗？我再推慢些，请您再忍耐一下，很快就注射完了（拔针后按压注射部位，帮患者穿衣）。"

3）操作后嘱咐

护士："好了，大娘，我扶您坐起来，在这里休息一会再走，一旦感到不舒服请您马上告诉我，并请您记住按时来打针。"

（四）口腔护理

例：患者吴某，男性，49岁，电工，因持续高热入院。嗜睡，生活不能自理，需口腔护理每天2次。

1. 操作前解释

护士："吴师傅，晚上好，您还头疼吗？您发烧导致口腔黏膜干燥，我帮您做一下口腔护理吧？"

患者："什么是口腔护理，怎么做？"

护士："就是由我帮您漱口刷牙，做口腔护理可清除您口腔内的病菌，起到预防口腔炎症的作用。请您放心，我会细致、轻柔、快捷地给您做好的，保证您舒适满意。"

2. 操作中指导

护士："请您张开嘴，请再张大点，好，您配合得很好，感觉累吗，是否休息下？您要是不舒服请告诉我，很快就好了（一边细心操作，一边指导患者的配合，注意观察患者反应，鼓励患者予以合作）。"

3. 操作后嘱咐

护士："吴师傅，感觉舒服吗？非常感谢您的配合，明天早晨由李护士再给您做一次。您还有什么事要帮忙吗？"

患者："您的服务态度真好，暂时没什么事，谢谢啦！"

护士："别客气，这都是我应该做的。有事请按床头呼叫器，我会马上来帮助您的。"

（五）晨间护理

例：某医院外科病房，清晨。

护士："大家早晨好！我是来给大家做晨间护理的，主要是帮助大家洗漱和整理床铺等。""李师傅（阑尾切除术后第二天的患者），您应该下床活动一下，适当活动促进肠蠕动，防止肠粘连，我扶您起来吧。""余大爷（新入院患者），您昨晚睡得好吧？请您先下床走走，我帮您整理一下床铺。""刘大叔（急性胃肠炎患者），您感觉好些了吗？看您的精神，昨晚可能没睡好吧？您不必担心，您得的是急性病，经过治疗很快就会恢复的。现在我来帮您漱口，您先喝口漱口水，漱完后请把水吐到盘内。再帮您洗洗脸、手。晚上您呕吐弄脏了床单和衣服，我来帮您更换一套干净的好吗？请您配合一下。大叔，我扶您先向左侧身，现在我用50%乙醇帮您按摩骨突出部位。您感觉舒服吧，请不要动。顺便再帮您换一下床单，来，我扶您向右侧翻身，按摩一下这一侧，按摩可促进血液循环，防止发生褥疮。床单换好了，我现在帮您换上这套干净的衣服，您感觉现在舒服多了吧，您盖好被子，静心治病，很快就会康复的。"

"好，晨间护理为大家做完啦，现在开窗通风 30 分钟，呼吸一下新鲜空气，请把衣服穿好或盖好被子防止受凉。"

（六）晚间护理

例：某医院病房，晚上 10 点。

护士："大家晚上好，现在是晚上 10 点钟，到休息的时候了，我来为大家做晚间护理。""小何（心肌炎患者），别再看书了，请注意早点休息，虽然您康复得很快，但要注意休息，我已为您准备好了热水，请洗脸吧。""胡大伯，您昨晚没有休息好，今晚我帮您用热水泡泡脚，您最好再喝点热牛奶，这样能帮助您尽快入睡。水温合适吗？今天天气有点冷，给您老再加一层被子，以免着凉。"护士边说边放下窗帘，开地灯，关大灯，操作收拾完毕，临走时说："大家晚安。"

（七）导尿

例：患者霍某，女性，48 岁，某中学教师，子宫内膜癌变，行子宫切除术，术前需留置导尿管。

1. 操作前解释

护士："霍老师，早上好！今天上午 8 点确定给您做手术，请您配合做一下准备工作。您需要留置导尿管，目的是排空膀胱的尿液，以免手术误伤。请不要害怕，我操作时一定会轻柔小心的。插尿管时可能会有些不舒服，您只要放松腹部，痛苦就会减轻。"

2. 操作中指导

护士（准备温水）："请您自己先洗一下外阴，以便减少分泌物和细菌。"

"请您平躺在床上，脱下左边裤腿，把腿屈起、分开，稍外展。对，很好。请您放松腹部，不要用力，好一点吗……给您用的是气囊导尿管，往气囊内注入 5ml 的生理盐水，气囊膨胀。尿管就不会脱出，所以就不用胶布固定啦。尿管已插好，我帮您盖好被子。"

3. 操作后嘱咐

护士："请您记住，不要自己牵拉尿管，翻身时更要注意，以免尿管脱出，否则重新插管会增加您的痛苦。"

患者："什么时候拔掉尿管？"

护士："手术后 24 小时拔管。在拔管前我会为您定时消毒外阴，开放尿管放尿，促进膀胱功能恢复。您放心，别紧张，祝您手术成功！"

（八）氧气吸入

例：患者姚某，女性，72 岁，肺炎，呼吸困难，需给氧治疗。

1. 操作前解释

护士："姚奶奶，您现在呼吸费力，喘得厉害，需要给您吸氧治疗。吸氧后能提高血液的氧含量，纠正缺氧，减轻呼吸困难。一会您就感到舒服啦。"

2．操作中指导

护士："现在我给您吸上氧气，别紧张，我先用棉签为您擦净鼻孔，然后塞上鼻塞。好，鼻塞大小还合适吧，您感觉舒服吗？您一定要注意翻身时不要使鼻塞脱出。"

3．操作后嘱咐

护士："病房内有氧气，氧气易燃、易爆，希望您和家属们一定注意用氧安全，不要在病室内抽烟、使用火炉，也不要随便扭动氧气瓶开关，防止发生意外。有事请您按呼叫器，我会立刻赶来帮助您。再见。"

（九）保护具的使用

例：患者陈某，男性，36岁，司机，因车祸导致头、胸部复合外伤，呈昏迷状态。采取保护措施，确保安全。

1．操作前解释

护士："您一定是陈师傅的家属吧？陈师傅现在正处于昏迷状态，意识不清楚，容易发生坠床、抓伤、撞伤等意外。我们特此安装了床档，还要用约束带绑住他的肢体，避免引流管被拽出，希望您能理解。待陈师傅清醒，我们马上为他解开。"

2．操作中指导

护士："这是约束带，现在我用这些带子约束固定陈师傅的手腕和膝部。您放心，我不会绑得太紧，因为太紧会影响血液循环，但也不会绑得太松，太松就起不到固定的作用。"

3．操作后嘱咐

护士："根据陈师傅的情况，我们不得不用约束带固定他的手和膝部，这是短暂的保护性制动措施，我们会定时为他放松按摩，促进局部血液循环。请您放心，不会产生不良后果。希望您不要擅自解下约束带。陈师傅的病情必须这样做才能保证他的安全，请您谅解。"

链 接

护理操作中的语言沟通

操作前解释：本次操作的目的；病人的准备工作，征询病人的意见；讲解简要方法，在操作过程中，病人会有什么感觉；做出承诺，使病人相信，护士将用熟练的技术尽量减轻其不适感。

操作中指导：交代病人配合的具体方法；使用安慰性语言，分散其注意力，减轻痛苦；使用鼓励性语言，增强其信心。

操作后嘱咐：询问病人感觉，是否达到预期目标；必要的注意事项；对病人的配合表示感谢，询问病人有无其他需要。

思 考 题

1．门诊接诊时应注意哪些方面的礼仪？

2．急诊救护工作中应如何保持好护士得体的礼仪形象？

3．对待手术患者应注意哪些礼仪？

4．儿童患者有何特点，怎样对待儿童患者？

5．护理操作结束后如何嘱咐、安慰患者？

下篇 人际沟通

第七章 医护人际沟通相关理论

第一节 沟 通 概 述

一、沟通的含义

沟通是指信息发送者通过一定的渠道，将信息发送给接收者，并寻求反馈以达到相互理解的过程。沟通的结果可使交流双方相互影响，达成共识，也可使交流双方建立起一定关系，形成友好往来。

当我头脑中的一幅图画，一些信息和想法，通过交流，也同样出现在你的头脑中时——有效沟通就发生了。

 链 接

请每位同学准备一张大小相同的作业纸，手中拿上纸并把眼闭上。从现在开始，绝对不许说话。按照老师的要求来做：把纸对折，撕下纸的左上角，再对折，再撕下纸的左上角，再对折，再撕下纸的左上角。好，就到这里活动结束，可以睁开眼来看一看，你撕的如何？

同学们相互观看并讨论之后，请回答以下问题：

1. 看一看你和你周围的同学撕的一样吗？为什么？

2. 撕纸时，你有问题吗？

3. 撕纸过程中，老师为什么让大家闭上眼睛？并且不许说话？

总结出沟通都需要哪些要素？睁开眼睛，可以提问，把这个活动再做一遍，会有什么结果呢？

沟通是春风，可以消融误会的冰雪；

沟通是及时雨，可以滋润干涸的心田；

沟通是桥，可以把心与心相连。

二、沟通的构成要素和基本模式

（一）沟通的构成要素

1. 信息发出者　是指发出信息的主体，可以是个人、群体或组织。

2. 信息　指能够传递并能被接受者的感觉器官所接受的观点、思想、情感等，包括语言和非语言的行为以及这些行为所传递的所有影响。信息是沟通的最基本要素和灵魂。

3. 信息传递途径　指信息传递的手段或媒介，又称信道。

4. 信息接受者　指接收信息的主体。

5. 反馈　即沟通双方彼此间的回应。

案例7-1

　　每每谈到收集资料，和病人交谈，护士就理解成要有一定的时间，合适的地点，正式地和病人交谈。病人能否接收呢？是否愿意和护士们沟通呢？临床上常常见到病人和医生的交谈，目的性非常明确，采集病史、根据症状和体征合理的用药，在病人看来这种沟通是正常的，也是病人期待的。但病人认为护士就是打针、发药的，护士想和他们沟通，他们会用一种不理解的目光看待你，有时还包含着不信任。曾经有这样一位肾脏病人，在住院当天，医生查体、问诊时他配合得非常好，而护士和他接触时，他总是不多讲话。当护士发现他家里给他带的菜有咸菜时，就抓住这个机会主动向他介绍肾脏病人饮食中限制钠盐的目的及意义，由于得时得势，他认真听取了护士的介绍并表示接受。以后他有问题就及时地向护士反映，还能主动咨询有关所患疾病的预后保健问题。许多护士体会最深的就是沟通要随时观察病人，抓住机会交谈。整体护理是对病人进行全方位的护理，要使病人了解护理工作不是只管打针、发药，还包括许多健康教育的内容。与病人沟通就要针对病人在住院过程中存在的问题，抓住沟通的时机，随时随地地有目的地进行。

（二）沟通的基本模式

1. 拉斯维尔模式　也称"5W"模式，是线性模式，即信息的流动是直线的、单向的。该模式把人类传播活动明确概括为由五个环节和要素构成的过程，即谁（who）→说什么（says what）→通过什么渠道（in which channel）→对谁（to whom）→取得什么效果（with what effects）。

2. 申农—韦弗模式　在该模型中，信源发出讯息，经过发射器，把讯息变换为信号。信号在信道中传递的过程，会受到噪声的干扰，所以接收到的信号实际上是"信号＋噪声"。经过接收器，把信号还原成讯息，传递给信宿。由于可能受到噪声的干扰，信号不是稳定不变的，这可能会导致发出的信号与接受的信号之间产生差别。也就是说，由信源发出的讯息与信宿接受的讯息两者的含义可能不同。交流失败的一个共同原因就在于发信者一方不能认识到，发出的讯息与接受的讯息并不总是相同的。

3. 施拉姆模式　与线性模式不同的是，更强调传受双方的相互转化，突出了信息传播过程的循环性。没有传播者和受传者的概念，传播双方都是主体，通过讯息的授受处于你来我往的相互作用之中。该模式的重点不是在于分析传播渠道中的各种环节，而在于解析传播双方的角色功能。

三、沟通的特点与功能

（一）沟通的特点

1. 客观性　人际沟通客观存在于人们的生活中，无论你是否愿意、自觉或不自觉，沟通随时随地都会发生，这是不以人的意志为转移的。即使你没有开口说话，他人也能从你的表情、神态、动作中了解你的一些想法。如一个患者初来门诊就医，尽管还没有来得及问明情况，但从他痛苦的表情、特殊的手势和动作，也可以大概判断出是哪个系统疾病。

2. 多途性　人际沟通的途径和方式很多，最常用的沟通方式是人与人面对面的直接沟通，也可以通过非面对面的方式进行沟通，如电话交谈、网上聊天、微信互动、书信交流甚至敲墙沟通等。

3．互动性　人际沟通是双向互动的反馈和理解，是信息的给予和收集、发出和反馈的双向过程。沟通就像跳交谊舞，需要两人配合，虽然一方处于主动带领的地位，另一方也须随音乐和舞步默契配合，才能达到舞姿的和谐和娴熟。沟通正是这样，只有双方相互理解，才能达到有效沟通的目的。

4．受限性　人际沟通受许多因素制约，这些因素可影响到我们的沟通行为和效果，如沟通的时间、空间、沟通者的情绪、性格、文化程度、宗教信仰等。

5．关系性　人际沟通受人际关系的影响，俗话说"酒逢知己千杯少，话不投机半句多"人际沟通总是在一定的人际关系下进行的，人际关系的状况直接影响到人际沟通的深度、广度和方向。

（二）沟通的功能

1．沟通是获取信息的手段。

2．沟通是思想交流和情感分享的工具。

3．沟通是满足需求、维持心理平衡的重要因素。

4．沟通是减少冲突，改善人际关系的重要途径。

5．沟通能协调群体内的行动，促进效率的提高和组织目标的实现。

6．沟通是社会交往和社会角色的需要，通过群体内的沟通可以表达自己的失落感、满足感等多种情感。因此，沟通提供一种释放情感的情绪表达机制，并满足了人们的社会需要。

7．通过人际沟通，为个体以及群体提供了决策所需要的信息，使决策者能够确定并评估各种备选方案。

第二节　人际沟通理论

一、人际沟通的含义与类型

（一）人际沟通的含义

人际沟通：是指人们运用语言或非语言符号进行信息（含思想、观念、动作等）交流沟通的过程。

1．人际沟通是在一段时间内，沟通双方进行的一系列行为。

2．人际沟通是一种有意义，有目的的交流历程。

3．人际沟通双方在沟通历程中表现为一种互动形式。

（二）人际沟通的类型

1．按沟通符号分类

（1）语言沟通：是指通过语词符号实现的沟通。语言沟通是一种最准确、最有效、运用最广泛的沟通方式。

（2）非语言沟通：是指借助于非语词符号，如服饰、表情、姿势、动作、气质、体触、类语言实现的沟通。

2．按沟通渠道分类

（1）正式沟通：是指通过正式的组织程序，按组织规定的线路和渠道进行的信息传递与交流。

（2）非正式沟通：是指正式沟通渠道之外的信息交流传递。

3．按沟通流向分类

（1）纵向沟通：是指沿着组织的指挥链在上下级之间进行的信息传递，又可进一步分为上行沟通渠道和下行沟通渠道两种形式。

（2）横向沟通：是指在组织内部横向部门和人员间进行的信息传递，又可进一步分为平行沟通渠道和斜形沟通渠道。

4．按沟通方向分类

（1）单向沟通：是指一方只发送信息，另一方只接收信息的沟通过程。如作报告、讲课、演讲、观众看电视、听众听广播，领导布置任务等。

（2）双向沟通：是指沟通双方同时互为信息的发出者和接受者。如谈心、讨论、病史采集、健康指导等。

5．按沟通目的分类

（1）征询型沟通：是指以获得期待的信息为目标的沟通。一般通过提问的方式进行。

（2）告知型沟通：是指以告知对方自己的意见为目标的沟通，通常采用言语沟通的方式。

（3）说服型沟通：是指以改变对方态度为目标的沟通，主要采用说理的方式进行。

6．按沟通内容分类

（1）思想沟通：是指意识形态，包括哲学观点、政治观点、法律观点以及伦理道德方向的沟通。

（2）信息沟通：是指知识的传递与交流。

（3）心理沟通：是指心理活动方面的信息传递和交流。包括情感沟通、兴趣沟通、性格沟通等。

7．按沟通意识分类

（1）有意沟通：是指沟通者对自己的沟通目的有所意识的沟通，即具有一定目的性的沟通。如通常的谈话、了解病情、护理病人、甚至闲聊，都是有意沟通。表面上看闲聊好像没有目的，实际上闲聊本身就是目的，通过闲聊排除孤独，消磨时光。有意沟通一般容易理解。

（2）无意沟通：是指在与他人的接触中没有意识到的信息交流。事实上，出现在我们感觉范围内的任何一人，都会与我们有某种信息交流。如护士巡视病房时，发现病人睡着了，护士会不自觉地放轻脚步和压低说话声音；又如有几个护士同时在一个实验室里操作练习时，不管她们之间是否认识，她们相互之间都会自觉不自觉地比独自一个人练习时更认真一些。这些现象说明无意识沟通经常发生在我们身边，不容易被人们所认识。

链接

有利于人际沟通的15个提示

1.微笑待人；2.学会换位思考；3.学会适应环境；4.学会低调；5.称呼要到位；6.有礼貌；7.言多必失；8.学会感恩；9.遵守时间；10.信守诺言；11.学会忍耐；12.学会赞美；13.经常反思自己的不足；14.尊敬不喜欢你的人；15.学会说"不"。

二、人际沟通的层次

（一）人际沟通的层次

鲍威尔（Powell）认为，沟通可以大致分为五个层次：一般性的交谈、陈述事实的沟通、分享个人的想法和判断、分享感觉和沟通的高峰。

这五种沟通层次的主要差别在于一个人希望把他真正的感觉与别人分享的程度，而与别人分享感觉的程度又直接与彼此的信任度有关，信任度越高，彼此分享感觉的程度就越高，反之，信任度越低，彼此分享感觉的程度就越低。

1. 一般性交谈　这种沟通方式只表达表面的、肤浅的、社会应酬性的话题。如"您好吗？""我很好""谢谢"等。没有牵扯到感情的投入，但这种沟通使对方沟通起来觉得比较"安全"，因为不需要思考和事先准备，精神压力小，而且还避免发生一些不期望发生的场面。一般多用于护士与病人第一次见面时的寒暄话，在开始时使用有助于打开局面和建立信任关系，但护患双方不能长时间停留在这个层次，否则影响病人资料的收集和护理计划的实施。

2. 陈述事实的沟通　是一种只罗列客观事实的说话方式，不加入个人意见或牵扯人与人之间的关系，是护士与病人在工作关系时常用的沟通方式。如在护理评估过程中患者向护士陈述病情，护士向患者介绍病房环境、住院须知等。

3. 分享个人的想法和判断　是比陈述事实又高一层次的沟通。当一个人开始使用这种层次的沟通方式时，说明他已经对你有了一定的信任感，因为这种沟通交流方式必须将自己的一些想法和判断说出来，并希望与对方分享。

在这一层次上，护士应以关心、同情和信任的语言和行为鼓励患者说出自己对疾病的所有看法，推动沟通向更高层次发展。

4. 分享感觉　这种沟通方式较难实现，只有相互信任，有了安全感的时候才容易做到，才会愿意告诉对方他的信念以及对过去或现在一些事件的反应，他们将彼此分享感觉，这样的分享是有建设性的，而且是健康的。

所以，护士应以真诚的态度和正确的移情来帮助病人建立信任感和安全感。

5. 沟通的高峰　指互动双方达到了一种短暂的"一致性"的感觉，或者不用对方说话就知道他的体验和感受。

这是护患双方沟通交流所达到的最理想境界，这种高峰只需要短暂的时间即可完成，也可能伴随着分享感觉的沟通时就自然而然地产生了。

以上五种沟通交流方式都有可能发生在护患关系的治疗性关系中，在沟通过程中要顺其自然地使用沟通交流的方式，不要强迫非拘泥于某种方式，生搬硬套地按五种层次顺序进行，要自然、诚恳、坦然。

另外，为了避免护士因为本身行为的不当而造成护患双方沟通不良，护士要经常评估自己的沟通方式，争取很快地取得病人的信任，达到高层次的沟通。

（二）人际沟通中的信息失真

1. 信息失真　在信息传递过程中，由于信息接受者的加工和转换，容易使沟通前后的信息不完全一样。如果这种不一样表现在信息的含义上，导致沟通功能和结果受影响，就称为"信息失真"。

2. 信息失真的原因

（1）失常原因：信息接受者为了某种企图故意夸张、削弱或改变信息内容的意义，从而造成信息失真。

（2）常见原因：由于信息接受者个人的态度、经验、期待等不同，对信息的理解、知觉又带来一定的选择性和倾向性，容易按照自己的理解进行传递，从而造成信息失真。

（3）正常原因：由于信息接受者遗忘造成的信息失真。

案例 7-2

在金庸的武侠小说《天龙八部》中，最悲惨的情节，就是萧峰亲手杀死了他最心爱的姑娘阿朱。如果段正淳真是萧峰的杀父仇人，阿朱替父亲死了，也还值得。而这完全是个误会，造成这个误会的原因有很多，但其中萧峰为了查明真相，与段正淳那段关键性的对话，起到了决定性的作用。我们来听听萧峰是怎样问段正淳的：

萧峰：段王爷，我问你一句话，请你从实回答。当年你做过一件于心有愧的大错事，是也不是？虽然此事未必出于你本意，可是你却害得一个孩子一生孤苦，连自己爹娘是谁也不知道，是也不是？

段正淳：不错，段某生平为此事耿耿于心。每当念及，甚是不安。只是大错已经铸成，再也难以挽回。天可怜见，今日让我重得见一个没了爹娘的孩子，只是，只是……唉，我总是对不起人。

萧峰：你既知铸下大错，害苦了人，却何以直到此时，兀自接二连三的又不断再干恶事？

段正淳：段某行事不端，德行有亏，平生荒唐之事，实在干得太多，思之不胜汗颜。

萧峰所问是指段正淳是否在雁门关外杀了自己的爹娘萧远山夫妇，导致萧峰成了孤儿，而段正淳以为是说他愧对阮星竹一事，于是全盘承认，并一错再错。就因为萧峰问话的含糊其辞，导致段正淳回答的驴唇不对马嘴，听上去却还很严密。这恐怕也是我们先入为主的观念在作怪，我们总是想当然地以为别人肯定会这样理解我们的意思，可实际上，别人对我们说出的话，可能会有别人完全不同的理解。这种情况也被称作"透明错觉"。

三、人际沟通的影响因素

（一）环境因素

1. 物理环境

（1）安静度：环境安静是保证口语沟通的必要条件。

（2）舒适度：如房间光线昏暗，沟通者看不清对方的表情，室温过高过低，房间里气味难闻等都会影响沟通者的注意力。

（3）相距度：在较近距离内进行沟通，容易形成融洽合作的气氛。

2. 心理环境

（1）隐秘因素：凡沟通内容涉及个人隐私时，若有其他无关人员在场（如同室病友、清洁工、甚至包括患者家属），就会影响沟通。

（2）背景因素：是指沟通发生的环境或场所。

（二）个人因素

1. 心理因素　包括个体的情绪、性格、认知、态度和角色等因素。

2. 身体因素

（1）永久性的生理缺陷：感官功能不健全；智力发育不健全。

（2）暂时性的生理不适：包括疼痛、饥饿、疲劳、气急等生理不适因素。

（3）年龄：年龄也是影响沟通的因素之一。

3. 文化因素　包括知识、信仰、习俗、价值观、个人习惯和能力等。

4. 语言因素　医护人员应重视自己的语言表达技巧，因为医护人员的语言，即可以减轻或消除患者的病痛，也可引起或加重患者的疾病。

5．信息因素　信息内容也会影响沟通效果。

第三节　医务工作中的人际沟通

一、人际沟通在医务工作中的作用

1．连接作用　沟通是连接医护人员与患者之间的桥梁，是收集可靠资料，准确评估患者的需要。

2．精神作用　沟通可以加深积极的情感体验，减弱消极的情感体验。就诊与住院的病人均存在不同程度的身心痛苦、情绪低落及不良的心理状态，如紧张、恐惧、焦虑、悲观、失望等。有效的沟通可大大消除病人的紧张情绪，使他们消除顾虑，积极地配合治疗和护理。

3．调节作用　人际沟通可以提供信息、调节情绪、增进团结、有利于调节人们之间的行为。

二、医患沟通的要素

1．温和、商量的态度　沟通是协商的过程，是医患之间意愿的表达，不是上下级之间的命令、训斥，也不是冷漠、含糊地传达指令。

得体的仪表，温和的态度，是医患沟通中解决生疏紧张的第一要素。在接待患者时，要以愉快、积极的情绪感染患者，减轻患者的恐惧心理。患者曾说"医护人员的微笑能增强战胜疾病的信心"。和蔼可亲、平易近人，是沟通的先决条件，也是医护人员良好修养的表现。

2．倾听，是维系沟通效果的纽带　倾听过程包括了接受口语和体语这两种信息。在与患者交谈过程中，护士要注意全神贯注地听患者倾诉，注意保持眼神的交流。必要时给予适当的反应，如适时地说"嗯""是""对"或点头表示接受对方说的内容，希望他继续讲下去。不要随便打断患者的说话，以示尊重。在交谈过程中，医护人员要使自己成为有效的聆听者。

与病人交谈时，如果听者心不在焉地似听非听，或者随便中断病人的谈话或随意插话都是不礼貌的。在与病人交谈过程中，应集中注意力，甚至要听出谈话的弦外之音，即听到病人的生理、认识和情感的反应。特别是老年病人由于生理的变化，往往叙述问题较慢，有时出现唠唠叨叨，有时甚至很难听懂病人讲话的内容，此时倾听应有足够的耐心，做到专心致志，抓住主要内容，边听边思考边整理分析，这样沟通效果会更好。

链　接

记者柴静在采访完一位当事人之后，钢铁一样坚不可摧的当事人哭了。柴静很奇怪，以为是自己说的哪一句话伤到他了。哪知，当事人解释道："你是第一个听我把话说完的人。"

作为患者，就像上文的当事人一样，说话经常被打断，护士会不耐烦的下达指令，患者会倍感委屈无助。所以护患沟通中，注意加强聆听，会起到事半功倍的效果。古希腊哲人苏格拉底说：上天赐人以两耳两目，但只有一口，欲使其多闻多见而少言。

3．尽可能使用患者熟悉的日常用语来准确的表达　每个人在表达自己的意思时，头脑中已固有了一个印象或模型，我们往往一厢情愿的以为别人也会这么想，哪知，个人有个人的理解，语言从你嘴里说出来，到了别人的头脑中，反映出的信息可能各式各样。如果我们与人交往时不注意沟通，只是认为我说出来了，你就应该明白，那很可能你又大错特错了。

另外，谈话时要用相互能理解的词语。如，告诉有的病人"此药对××敏感。"由于病人对"敏感"二字概念不清，这一信息反使病人增加疑虑。在临床上，经常发生护士埋怨病人不认真听以致记不住护士的话，明明已经交代清楚的事还反复问。这是因为对病人来说，他可能是处于焦虑、恐惧等不平静心理状态下，对所给予的信息很容易遗忘；而对护士来说，则可能由于她说话速度快，所给信息复杂或比较含糊而使病人记不住。

案例 7-3

护士："还是我来帮您吧。请您把衣服解开，我先给您擦一下腋下。"

患者："为什么还要擦呢？"（病人疑惑）

护士（微笑回答）："您不懂了吧？如果腋下有汗的话，测出来的体温不准确。"

患者："噢，是这么回事。"

护士："请您把体温计放在腋窝深处，屈臂过胸夹紧，10 分钟看结果。"（边说边帮患者摆正姿势）

患者："要 10 分钟？这么长？我在家常常是测量 5 分钟。"

护士："5 分钟时间不够，测出来的结果不准确。到医院还得听我们的，因为我们的操作是经过正规训练的。您说是吧？"

患者："是，是，可我没有表。"

护士："您放心，我已经看表计时了。请您把手臂伸给我，我给您数一下脉搏。您的脉搏每分钟 78 次，呼吸每分钟 20 次。"

患者："呼吸你也测过了，怎么没告诉我？"

护士："不能告诉您，不然，您的呼吸就不自然了。我在给您测完脉搏后，接着就测了呼吸。现在给您测一下血压，请您脱下一侧袖子，把胳膊放平。"

患者："好。"

三、医护人员人际沟通能力的培养

（一）医护人员人际沟通能力培养的标准

1. 在各种场合用各种媒介有效表达自己。

2. 在评估、实施、评价、健康教育中表现出沟通的技能。

3. 帮助患者获得和解释健康知识的意义和效果。

4. 与其他专业人员建立和保持有效的工作关系。

5. 对有特殊需求的患者运用不同的沟通方法，如感觉或心理障碍者。

6. 具有清晰、准确、逻辑的书写能力。

7. 在医患关系中语言治疗性沟通。

8. 能运用多种沟通技巧与不同人群恰当、准确、有效地沟通。

9. 能从广泛的资源中获取和运用数据及信息。

10. 为患者提供咨询和相关的、敏感的健康教育信息。

11. 彻底、准确地将护理措施和结果存档。

12. 引导患者澄清喜好和价值观。

（二）医护人员人际沟通能力的培养

1. 培养高尚的职业道德

（1）关心患者，热情负责。

（2）能从广泛的资源中获取和运用数据及信息。

（3）为患者提供咨询和相关的、敏感的健康教育信息。

（4）彻底、准确地将护理措施和结果存档。

2. 养成良好的个性品质

（1）责任心：是指对工作的态度，是获得患者信任的最基本条件。

（2）真诚：是指一个人内在与外在保持自我和谐的一致性。

（3）尊重：是指与患者处于平等的位置。

3. 摄取广博的相关知识

（1）增加相关知识，奠定人文底蕴。

（2）根据护理特点，优化教学内容。

（3）创设实践机会，培养沟通能力。

（4）运用多种方法，提高学习兴趣。

4. 掌握娴熟的沟通技巧。

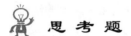

思 考 题

1. 医患交谈包括哪几个层次？

2. 沟通的作用与特点。

3. 影响人际沟通的主要因素。

4. 医护人员应该怎样培养自己的沟通能力？

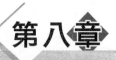

第八章 语言沟通在医务工作中的应用

学习目标

1. 具有良好的语言沟通能力。
2. 熟悉语言沟通的原则和方法，熟练掌握语言沟通的技巧。
3. 掌握有效交谈的技巧以及医务工作中的语言修养及应用。
4. 了解语言沟通中的演说与书面用语。

第一节　语言沟通概述

美好的语言，使人听了心情愉快感到亲切温暖、和蔼可亲，社会交往中，语言作为维系人际关系的纽带，是人际沟通和交往的基本工具，是传递信息的第一载体。语言沟通是人际沟通的一种主要形式，始终在人际沟通中发挥着非常重要的作用。护理工作中，良好的语言沟通加上积极的心理护理可以提高病人战胜疾病的信心，加速病情的好转和痊愈，因此医护人员与患者间的语言沟通在患者康复过程中发挥着至关重要的作用。

一、语言沟通的含义

语言沟通指在一定的社会环境下，人们借助共同的符号系统，在个人或群体之间交流和传递观点、思想、知识、爱好、情感及愿望等信息的过程。比如在临床护理中，语言沟通是护患之间情感交流和信息沟通的桥梁，这种关系体现在护士对患者的护理、关爱、祝福以及交往过程当中，并融入了护士对患者真诚的情感交流和鼓励。

二、语言沟通的用途

1. **获取信息资料**　通过语言沟通，可以获取需要的信息资料，从而能够对所获信息及时的做出反应和决定。医护人员就是通过语言沟通了解患者的病情，依次对患者进行有效的护理评估，做出正确的护理诊断，最终实行正确的护理措施。

2. **和谐人际关系**　语言沟通是人际沟通的主要形式，良好的语言沟通能够有效地调节人与人之间的关系，深化人与人之间的情感，创造和谐的人际关系。

3. **促进心理健康**　每个人都渴望融入集体进行沟通和交流，人与人之间的相互交流是保持健康心态的必要条件。能与人良好的沟通，融入社会生活，从而有效避免孤独、寂寞、压抑、自闭等心理问题的出现。

4. **增强社会交往**　通过语言沟通，可以使人获取更丰富的信息，更快速全面的了解知识，有利于人们更好的进行社会交往，提高适应社会的能力，从而树立一定的社会地位。

5. **提高职业素养**　语言沟通不仅能够促进人们的智力发育，培养其思想品德，而且还能提高人们的人生各个阶段的基本素质和能力。护士职业对语言沟通能力要求较高。

链 接

医 生 的 话

胃疾已经多年了，一直反反复复发作。到医院做胃镜检查，那个年轻的医生说："糟糕"。

听了心里一沉，心就扑通扑通地跳。我呆在那里，等待医生的下半句。

"浅表性胃炎，比较严重，要吃药……"我释然。配了五百多元的药走出医院，走在明晃晃的太阳底下，想起医生那句话，心里有些不相信自己只是浅表性胃炎。

第二天，我去了中医院。看病的是位老中医，先把脉，说："还行。"

又问："哪里不舒服？"

我说前腹有时候痛，想呕吐。老中医"噢"了一声，又问："以前做过检查？"

我便把那张胃镜单子递上，老中医看了，说："没事，胃炎，这病啊，五成人都有，以后啊，饮食要规律，别抽烟别喝酒。"

说完，就招呼下一位病人。我问："医生，我不需要配药么？"老中医说："刚才我那话就是药。"

诊疗室里所有人都笑了。

说话是一门高深的学问，同样的内容只要转换一种表述方式就会产生不同的效果。

据说现在严禁医生对患者讲红斑狼疮、心肌梗死等词汇，这应该是一种极温馨的关怀。

日本有一项有趣的调查，同样类型、程度的癌症患者，假如遇上年轻、漂亮、态度和蔼的护士和说话委婉的医生，他们的生命要比其他人长两年。

无疑，医生的话就是一种药物。但令人遗憾的是，不少医生并没有意识到。

轻轻告诉你：良言一句三冬暖。医生的话，有时就是一剂无形的良药。

三、语言沟通的准则

语言作为护患沟通的载体，不仅是一个人的文化修养、精神风貌等综合素质的体现，更能直接影响护患之间的关系。护理过程中，良好的语言沟通使患者产生信任感，更有利于护理人员工作的进行以及患者的身心愉悦，对于患者起着十分积极的作用。因此，语言沟通应遵循一些基本准则。

1. 礼貌性　沟通时使用礼貌的语言和行为是有效沟通的基本原则。护士作为具备综合素质的专业护理人员，在沟通时应随时注意维护个人的职业形象，在与患者、患者家属以及身边工作人员沟通中要注意使用文明用语，要忖度语言表达的适应性。

2. 目标性　语言沟通是一种有意识、有目标的沟通活动。护士在向患者家属询问情况、说明事实、提出注意事项等都是为了实现一定的目的，因此护理人员在语言沟通中应尽量目标明确，表达清晰，使对方能准确理解所表达的核心内容，才能更有效地达到沟通的目的。

3. 规范性　沟通时语词应通俗易懂、语意准确、语言清晰、语法规范、语速和语调适中，同时也要注意表达事物的逻辑性与系统性，由此才能正确地传达信息。护患之间交谈时，护士应讲普通话。

4. 情感性　语言作为沟通人际关系的桥梁，在护患之间情感搭建中起着重要的作用。护士在工作环境中，就应当进入护士角色。进入病房、手术室时，就应全心全意为患者着想。护士应该满腔热情、精神饱满的面对患者，将对护理工作的热爱与积极的态度的投入到与患者的对话中，并进一步引导情感的交流。良好的语言沟通能给患者精神上带来安慰，语言沟通的情感性体现在护理工作的方方面面。

5. 治疗性　语言直接影响人的情绪与思维，因此护患间的语言沟通也是"一味药"。语言的治疗性有时可以起到药物所不及的作用，积极的语言能够缓解患者的顾虑，能够缓解患者的心理压力，增强患者对抗疾病的信心，从而起到积极引导与辅助治疗的作用。护理工作者在患者面前应该谨言慎行，尽量为患者做到积极的疏导和鼓励作用，创造轻松良好的治疗环境。

6. 艺术性　语言沟通讲求艺术性。良好的语言修养需要护理者具有与之相适应的文化基础、思想道德修养、理解能力以及驾驭文字的能力。因此护理工作者应当注重提升个人的文化素养以及艺术性语言的表达能力，全面提高护理服务质量，不仅能拉近医患关系，化解矛盾，也能让患者更积极的接受和配合治疗。

7. 保密性　保密性是建立在人与人之间相互信任的基础上。一般情况下，护士要实事求是地向患者解释病情和治疗情况，因为患者有权力知晓自己的病情。要注意两个方面，第一是患者本身对病情问题较为敏感，护理工作者应对情况加以判断，视不同情况给予不同的处理方式，或直言相告，或委婉含蓄；第二是护理工作者必须尊重患者的隐私权力，对患者的隐私如生理缺陷、精神病史、性病史等情况加以保密，患者不愿意陈述的内容不要追问。

第二节　交谈概述与交谈技巧

一、交谈概述

交谈是指双方（或多方）以对话的形式，进行思想、情感、观点、信息交流的过程。交谈是最主要的语言沟通方式，主要以口头语言为载体进行信息传递，借助一定的规则交流感情。互通信息的双方或多方活动通常以交换信息或满足个体需要为目的，至少由两个人采取谈话（含提问和回答）的形式来完成。交谈不一定需要面对面，电话交谈、网络聊天等多媒体形式也是交谈。

（一）交谈的特征

1. 话题灵活，具有随机性。交谈可由一个话题引起，并可不断提出新的话题，内容灵活且交谈方式、策略、时间、对象也因人、时、地而异。交谈是语言沟通中较为轻松随意的方式，因此具有较大的随机性和不确定性。

2. 听说兼顾，具有互动性。交谈是一种交流思想、交换信息的双向沟通活动，交谈双方都是听说兼顾，处于多项信息传递活动中。护患双方都要诚恳、热情、谦让，口耳相互配合，保证交流顺畅，也表现出了交谈具有的互动性。

3. 真实自然，具有程序性。交谈时双方的话语一般不刻意添加修饰，真实自然，清晰明了，具有口语化的特性。护患双方在交谈时要顺其自然，创造共同话题，逐渐进入主题轻松愉快的展开交谈，具有一定的程序套路。

4. 动机明确，具有目的性。交谈是为了达到一定目的，解决某些问题从而产生了交谈动机，因此具有目的性。

交谈还通过面部表情、眼神、肢体语言传达信息，以此辅助语言表达。

（二）交谈的类型

人际沟通中交谈按谈话内容分为社交性交谈和专业性交谈。社交性交谈主要是为了解决一些个人社交或家庭问题而进行的，内容广泛，较为随意目的性不强；专业性则是为了解决某一专业性问题而进行的，内容单一，目的性强。

人际沟通中交谈按谈话的组织方式可分为个别交谈和小组交谈。个别交谈是在特定的环境中两人之间进行的交流，形式多样，内容丰富，不受时间地点限制；而小组交谈是在三人或三人以上之间进行，一般主体明确，目的性强。

（三）谈时的态度是交谈成功的前提

首先交谈前应有充分的自信心。与人交谈会涉及谈话者本身的知识、涵养、口才、信息、举止、风度等许多方面，善于交谈者必须充满自信。说话模棱两可、结结巴巴、手足无措往往是缺乏自信的表现，不易使交谈达到满意的效果。

其次，谈话时应持真诚热情、不卑不亢、宽容大度、平等待人的态度。这也是交谈成功与否的关键所在。那些装腔作势、虚情假意、官样文章、夸夸其谈者势必会造成双方难以沟通，就不可能实现成功的交谈。因此，自信和真诚在交谈中起至关重要的作用。

（四）交谈话题的选择

交谈的话题即交谈的中心内容。选择一个好的话题能使交谈双方找到共同语言，这是谈话成功的基础。一般来说，好的话题要围绕各方感兴趣、较熟悉的内容或较易展开谈论的内容等来选择，这会立即使交谈各方都能加入进来。所以，得体、适当的话题往往是各方都感兴趣的、与各方都有关的或有讨论余地、易发挥的话题。话题的内容可涉及日常生活、健康活动、国内外大事、重大文体活动及社会热点问题等。但交谈中要围绕中心话题，突出中心内容进行交谈，分清轻重缓急、注意条理，如果东扯西拼、言之无物、空洞乏味，将使交谈失去意义。

二、交谈的气氛与技巧

（一）交谈的气氛要求

交谈双方见面时可彼此寒暄几句，有助于消除陌生感，缩短双方间的感情距离，为随后的交谈创造良好开端。交谈时要尊重对方，善于表达，语言要文明礼貌、生动活泼。轻松愉快的谈话能给交谈增添和谐气氛，再配合适当的着装和得体的表情举止，可增强交谈各方的相互吸引力。

交谈时要善于察言观色，留意对方表情变化，寻找最佳谈话时机。一般人的情绪处于激动等状态时，在交谈上就较为健谈。

交谈时要用语委婉。当交谈中出现某些意见不完全一致时，要婉转地表明自己的意图，在适度接受对方意见的同时，也让对方接受自己的意见，使双方的意见逐渐趋向一致。交谈要取得成效，达到预期的目的，主要是要在相互认识、熟知或有一定的了解后才会取得比较深刻的认同，这里需要考虑到用词恰当准确的问题，万一有时用语不当而引起对方不快时，要及时以婉转的口气去解释，或是用幽默的语言来调整，以维护和增强原有的融洽气氛。

（二）交谈的技巧把握

交谈技巧简单地说就是"怎么说"，是交谈中的一种形式，我们常说"言为心声"，就是要用形式表现内容。

1. 说话时要懂得礼让对方。

2. 交谈中应当学会少说多听，以免造成"言多必失"或"喧宾夺主"的不良后果。

3. 在交谈时，如果话不投机，或别人不感兴趣，要适时结束，或找出能够互动的话题，要随机应变，处理得当。

4. 交谈时应适时发问，把对方引导到交谈的话题中来。应看清对象，对对方的年龄、身份、职业、性格、知识程度等有较明确的了解，抓住关键时刻发问，并且要方法适当，恰到好处，使自己在交谈中占主动。

5. 交谈中应恰当地赞美别人。赞美之声总会赢得对方的欢心和好感，但必须做到：赞美要出自内心、真心诚意、诚恳坦白；赞美内容要明确具体、符合实际、恰到好处；赞美要因人而异、注意场合、讲究效果，并且要注意选择角度、变换说法、使对方感到出乎意料的愉悦。

6. 多使用微笑语。如交谈中微笑着注视对方；感谢对方时，露出发自内心的微笑，对方会感到你的感谢是真实的。也可以直截了当地说："见到你真高兴""你使我快乐"等。

7. 要掌握见什么人说什么话的诀窍。人常说"百人百性"，不同的人性格各不相同。社交中，一般来说，性格豪放、粗犷的人喜欢听耿直、爽快的话，你就要知无不言、言无不尽；办事严谨、稳重的人喜欢听言简意赅、沉稳有力的话，你说话就要庄重得体、大方朴实。也就是要因人而异、灵活多变。

8. 用词要符合交谈的要求，应咬字清晰、准确、易懂，多用敬语、谦词，音量、语速、语调要适度控制。

案例 8-1

刘女士被确诊为胃溃疡，护士要对她进行胃溃疡相关知识的教育和指导。

护士："您好，刘女士，看报纸呢？"

患者："你好，小顾。"

护士："最近感觉怎样？好些吗？"

患者："是好多了，多亏你们细心照顾。"

护士："不客气，您的胃镜检查结果出来了，是胃溃疡。"

患者："啊！我怎么能得胃溃疡病呢？小顾，你快坐下给我说说，严重吗？"

护士："您别着急，我慢慢告诉您。胃黏膜的变化和工作紧张、饮食不当有关系，如经常吃过冷、过热、辛辣等刺激性的食物。手术后能痊愈的。"

患者："我平时是爱吃这些；工作很忙，心理压力大。不过工作紧张也容易得胃溃疡吗？"

护士："是呀，精神过度紧张可使迷走神经的兴奋性增高，使胃酸分泌增多，就容易破坏胃黏膜，降低它的防御能力。"

患者："哦，是这样的。可手术是不是非常疼啊？"

护士："您不用太担心，我们会帮您做好手术前的一切准备工作，手术中和手术后都有医护人员陪着您，如帮您清洁肠道、练习深呼吸和咳嗽等，在手术后48小时内有切口疼痛，我们会给你用止痛药和帮助睡眠的药，手术后1~3天我们会帮您做一些清洁工作和康复训练。我们都会帮您渡过难关的。"

患者："小顾，我是不是也要像其他患者一样鼻子里插根管子？"

护士："是要插胃管的，胃管对您术后预防并发症非常重要。不过也不要紧张，我们插管时动作很轻，不会让您太难受。"

患者："嗯，知道了。小顾，经你这么一说，我不太担心害怕了。谢谢你。"

护士："不客气，这都是我们应该做的。从现在起，您以后吃饭时要注意细嚼慢咽，手术期间我们会好好照顾您，请您放心。"

患者："好，我照你说的做。"

第三节　医护人员工作中的语言修养及应用

一、与患者谈话的态度与分寸

1. 态度　医护人员与患者交谈时应该注意谈话态度，做到自然大方、声音温柔、开诚布公、速度适中，适当配合手势与表情，体现出对患者的同情和爱护之情。因每个医护人员的态度都是一种无声的语言和有意的暗示，会对患者产生影响，给患者留下良好或反感的印象。为此，医护人员在与患者交谈时必须保持稳定的情绪和平静的心境，无论上班前发生了什么不愉快的事情，都应当克制或暂时忘掉，全身心地投入工作，不要将个人的不愉快情绪影响患者，更不应迁怒患者。

2. 表情　在谈话时，人们常常用动作、手势、眼神、面部表情、站立的姿势与距离的远近来进行思想与感情的交流。它们同言辞一样有着固定的含义，可以被人们理解，可以弥补语言表达不足的方面，甚至它还能比口头语言更加准确地反映出当事人的真实情感。而人的表情主要是指面部的神态和气色的变化。因此，在与患者谈话时，要做到：

第一，应尽力避免滥用表情而让对方产生误解。要目光自然地注视对方的眼睛，精力要集中，不能左顾右盼、不苟言笑。

第二，避免有损于谈话对象自尊的行为。如看报纸吃零食、看手表等动作均表示对谈话心不在焉、漫不经心、轻视患者，有驱赶对方的意思。这种语言虽然无声，但却对有声的语言起着辅助和强化的作用。

3. 语气　对自己的语气也应予以规范。比如在谈话时口气很大、尖锐逼人都是不应该的，让人难以接受。应在谈话时适当放低声调，发音吐字要稍缓，声音委婉柔和。它的轻重缓急、抑扬顿挫，不仅表现谈话人的情感，还可以反映出待人接物的基本态度。

4. 分寸　谈话时要注意把握深浅和分寸，把握适当的限度。为使彼此之间的交流顺畅圆满，应注意以下几点。

（1）谈话要注意谦虚：与对方谈话时不要口气太大，自吹自擂，自以为了不起，扬扬得意，处处发号施令，而要保持谦虚的态度。谦虚是一种美德，越是有真才实学的人越是表现得谦虚。比如用一些"我认为这样比较好""您能否试一试"等语句。

（2）谈话时忌一言不发：在谈话时自始至终一言不发，好像谈话与己无关，这样会使谈话对象感到冷漠和轻视。俗话说"沉默是金"，聪明的人在谈话时要少说多听，并且要掌握主动，并不是绝对一言不发。

（3）谈话要简明扼要：谈话时语言要精练、简单明了、适可而止。不宜啰唆，反复重复，喋喋不休，独霸讲坛，这样不仅会让人反感还可能言多有失，授人以柄。

（4）谈话要尊重他人的人格：在谈话时要表现得宽厚、容人。不要用语尖刻，讽刺嘲笑别人，更不要在谈话时有意诽谤和侮辱他人，这是礼仪所不容的，也是道德规范所不允许的。要在谈话时用礼貌用语，真心实意地对别人尊敬。谈话时不要随口来，信口开河和直言不讳，"实在"过分，也会引起别人的反感，要注意谈话的方式、方法，把握好表达的深浅和分寸。

二、与患者谈话的艺术

在谈话时，其内容选择得是否恰当，是关系成败的决定性因素。恰当的谈话内容给人以启迪和教育，不当的谈话内容就会使对方感到无聊和反感，因此，在选择谈话内容时，一定要考虑到你的谈话对象，不同的性别、职业、年龄、阅历、地位和性格，所谈内容的要求和兴趣是不一样的。比如与年轻的小伙子谈世界杯足球赛、与老师谈孩子的教育、与家庭主妇谈烹饪之道等。由于谈话是人们之间的交流和沟通，那么，在考虑谈话内容时，就必须考虑选择大家共同关心和感兴趣的话题，这样能使对方积极参与配合，而且能够加深相互了解和沟通，在谈话中产生共鸣。在谈话内容选择上还要注意以下几点。

（一）谈话内容选择的注意事项

1. 需要谈的内容　谈话前事先要有所准备，主要说什么，以其为中心内容进行交谈，这样可以避免不该说的事情瞎扯，该谈的事情没谈多少，离开中心主题，耽误正事。

2. 合法守德的内容　对患者的隐私和不便公开的病情，要严格保守秘密，做到守口如瓶，随意乱讲是医护职业道德所不允许的。

3. 积极向上的内容　谈话的内容应选择有意义、使人奋发向上、有教益的内容，促使患者早日康复。对那些低级、庸俗、消极的东西千万不要津津乐道。

（二）谈话中使用礼貌性语言

医护人员与患者交谈应以讲文明有礼貌为原则，交谈中使用礼貌性语言。如"您好""请""打搅了""别客气"等都能使患者感到亲切、融洽，为患者进行治疗和护理时，要注意语气温柔，避免用命令式的语言，使患者反感而且不愿意合作。如为患者做皮试时，患者喊疼得厉害，不要不高兴，甚至训斥患者，而应该向患者表示同情，理解患者因疾病折磨而苦恼、心烦等，要耐心地正面给予诱导和安慰，以取得患者的合作。针对患者的具体问题进行交谈，医护人员应首先了解自己在谈话中的角色、地位，并应了解患者的文化水平、生活经验、病情和精神状态等。

因为人与人之间存在着差异，所以医护人员要针对不同对象、不同问题确定谈话内容和方式。明确了这些情况后，才能达到谈话的目的，因此，要求责任医生、护士详细了解熟悉被治疗护理对象的情况，包括阅读病历、实验室检查单以及病情记录等，学习有关的业务知识，为患者解决实际问题。

（三）对患者予以安抚性语言

医护人员在与患者交谈中应多用安慰、理解和鼓励的语言，切忌采取简单、生硬或带刺激性的语言。当患者情绪低落，对治疗失去信心时，应给予关心和鼓励，帮助患者正确认识自己的疾病，给患者进行心理护理和健康教育指导，以使患者获得有关知识，从而增强对疾病的治疗信心，取得患者的积极合作。从心理学角度讲相对于其他人护理人员的话语更具有权威性，更容易被患者接受。患者因病痛疼难忍时，护理人员多使用宽慰性的词句，会促进痊愈。例如，对疼痛难忍的患者可以说："您要是疼得厉害就哼两声吧，我们会理解您的。"这会在很大程度上安慰患者。

（四）灵活多变的语言

1. 开放式与封闭式　医护人员应通过询问患者的感觉或症状，了解患者的真心需要，应注意选择开放式问题，抓住关键词鼓励患者说出自己的观点、意见、思维、感情。如"您好像不太舒服，您觉得哪儿不好受？""您需要我帮您做点什么吗？……""依您的想法……"等这样的问题给患者说话的机会。"您头痛吗？您今天感觉比昨天好些是吗？"等只需对方回答"是"或"不是"的问话，将说话限制在一定范围之内，属于封闭式谈话，两种谈话方式各有所用，医护人员可根据不同情况，具体问题具体分析加以选用。

2．启发式　不要"一言堂"，一味发问，而应让患者说话，医护人员要善于发现问题才能及时解决问题，防患于未然。有的患者不愿说出自己的真实思想，导致患者心理负担过重，有的甚至有轻生的念头，这就需要医护人员多多启发诱导患者说话，使其说出真心话，然后针对此问题加以解决，使问题不至于激化到不可救药的地步。

3．讨论式　在谈话时大家围绕共同关心的话题进行深入广泛的讨论，能够各抒己见，双方充分表述自己的意见，要求大家互相尊重、开诚布公、以理服人。

4．疏导式　通过交谈使患者倾吐心中的苦闷和忧虑，一般用于心理性疾病的患者。这类患者的特点是病史长，有较多的哀怨，说到伤心的事会痛哭流涕。此时，护理人员要给予理解、耐心地听，不要制止，使其畅所欲言，一吐为快，然后再用疏导式语言慢慢使其平静下来，这种说话本身就是一种心理治疗。患者发泄了忧伤和苦闷，可对康复起到积极的作用。

5．指令式　要求某人严格遵照执行常规的言语称指令性言语。指令性语言是用于护患沟通时要求护理人员尽量能使用缓和、耐心、关切的用语，避免因为命令或居高临下的语气造成与患者的距离感，从而影响医护关系。

（五）医护人员与患者交谈的艺术性

说话也是一种艺术，只有充分掌握说话的技巧，才能使说话获得预期效果。

1．开场白的艺术　医护人员与患者交谈时，能否选择恰当的话题是交谈的技巧之一。年轻的医护人员常常因难于找到合适的话题而不愿与患者进行交谈，这样往往做了许多工作，做得再好也得不到患者的信任，患者觉得医护人员缺乏热情，冷落他们，使得良好的医患关系受到影响。那么，如何很自然地引起话题呢？可根据不同情况而定。如做晨间护理时，先向患者问"早晨好！昨晚睡得怎样？"与患者自然就形成了感情交流，话虽不多，但让患者感到温暖和关怀，或用关心患者生活的话题开头，如"今天天气变冷了，气温降低了好几度，大家注意多穿衣服不要着凉了"等，使得患者感到医生、护士对自己是真心真意的关怀，从而愿意与你交谈。患者往往最希望从医护人员的言谈中得到安慰、信赖和希望。医护人员应注意积累谈话的经验，掌握一些说话技巧，提高自己的语言交流能力。

2．多倾听，少插话　在交谈过程中要注意听患者说话，全神贯注。如和年长者说话，要注意倾听，尊重患者，讲究礼貌，不能随便打断患者的谈话，引起患者的不愉快。在谈话间歇时，可做简短的提问或复述，复述时应完全从患者的角度讲，抓住中心思想，使患者感到你确实在听他讲话，并且能理解他，鼓励他继续讲。

链接

倾听的魅力

美国成人教育家戴尔·卡耐基，有一次去参加一个盛大的宴会，席间他与一位生物学家和一位摄影师坐在一起，整整一个晚上，它都在认真地聆听生物学家聊各种有趣的植物和动物，摄影师介绍各种拍摄的角度和技巧。临别时，生物学家和摄影师都主动要求卡耐基先生留下联系方式，并热切地跟主人夸奖卡耐基先生是多么的亲切友好，多么的招人喜欢，多么的爱说爱笑。卡耐基初时感到非常纳闷儿，他一晚上几乎没说话，怎么会是"爱说爱笑"呢？后来才意识到，很少有人能禁得起别人专心致志的听讲所给予的暗示性赞美。它的倾听既获取了知识，又满足了别人的表达欲，还获得了友谊。何乐而不为呢？

3. **转变话题或结束谈话** 当你感到患者的谈话偏离了中心话题，你想转变他的话题时，要做到顺其自然，而不要急转和突然，使患者感到不愉快。结束话语也要在患者话题告一段落时，劝告患者休息，以后还有机会再继续谈，或设法将话题引开，再结束谈话。

总之，要使你与患者的交谈取得圆满结果，使患者得到心理上、情感上的满足，医护人员应重视语言的学习和修养，掌握语言艺术，才能收到预期效果。

链 接

要求医护人员做到：

"五心"：接待热心，护理细心，解答耐心，对患者有同情心，对工作有高度的责任心。

十个"第一"：①说好第一句话；②送上第一壶水；③做好第一次入院介绍和指导；④解答好患者提出的第一个问题；⑤落实解决好患者第一顿饭；⑥协助患者做好第一次检查；⑦第一次穿刺必须100%成功；⑧帮助患者留取第一次标本；⑨为患者讲解第一次如何入厕；⑩患者住院第一晚多几句叮嘱。

十个"一点"：微笑露一点；嘴巴甜一点；说话轻一点；做事稳一点；思维活一点；行动快一点；效率高一点；理由少一点；脾气小一点；理解多一点。

实 训

交谈能力的训练

为什么要培养和训练交谈能力？

学好交谈，有效沟通，是一个现代社会成员必须具备的基本素质，也是个人社会化的一项重要内容。然而交谈能力并不是天生就具有的，它的形成和增强，有赖于后天的实践和培养，来源于不断地沟通联系。因此交谈能力的训练对于每一个学习者都是很重要的。

交谈能力培养和训练的主要步骤：

交谈能力培养和训练，应结合护理工作自身的工作实践特点，合理制定培养计划，安排适合的训练内容，组织实践，制定标准，定期考核。以护理工作者为例：

1. **拟定培训计划** 学校教学管理部门在调查研究的基础上，根据护士交谈能力培养与训练实际需求，拟定交谈培养计划、时间、内容、步骤、评价等环节，用于指导护理专业性交谈实践。

2. **精选训练时间** 遵循家论坛的基本原则、方法和技巧，结合护理工作实际，设计训练内容。交谈内容包括有利于交谈能力培养的有关范例、阅读材料、自我测试、参考资料等。

3. **开展交谈训练** 严格按照训练计划，逐项进行交谈模拟训练和课外同步练习，在实践中掌握交谈技巧，增强交谈能力。训练的主要形式：角色扮演、共享与交流、案例讨论、拓展阅读等。最初参与护理工作时，护理人员常会不同程度的对与患者交流产生胆怯之情，应在训练过程中有针对性地进行模拟训练，多次反复尝试，克服胆怯心理，并在练习中总结出属于自己的交谈原则和习惯。

4. **制定评价标准** 根据交谈基本要求和内容，制定合理的自我评价分级与标准。评价内容涉及很多方面，例如：恰当的自我介绍，有礼貌地称呼对方，能够运用微笑及肢体语言辅助沟通，能够运用倾听技巧，交谈沟通时尊重对方隐私，注重衣着仪表，善于反思提高自我，与患者、家属、同事和睦相处等。

第四节 语言沟通中的演说与书面表达

一、演 说

演说又称演讲，是一种以口头语言表达为主，借助手势、体态、语音语调等非语言手段，面向听众发表自己的见解和主张，阐明事理，抒发情感，以达到感染人、说服人、教育人并影响其行为的信息交流活动。演说有以下特征：

1. 针对性　演说是一种社会活动，是用于公共场合的宣传形式，以思想、感情、事例和理论来说服听众的，需有现实的针对性。针对性包含两点，第一是演说者的话题是听众所关心的，第二是演说者根据场合及听众的具体情况来设计不同的演说内容。

2. 临场性　演说是在特定的时间、空间面对听众进行的口头语言表达活动。演说者常根据现场的情况和听众的反应，从增强表达效果的目的出发，在准备的基础上对表演内容、结构、形式等作出变更，增强临场的号召力。

3. 鼓动性　优秀的演说能够激发听众的兴趣、赢得好感。演说的鼓动性主要依靠的是演说内容的丰富、深刻、观点的独到之处，以及演说者的表达的生动、形象、感染力，最终征服听众。

4. 情感性　演说者要以理服人，首先要以情动人，掌握听众的情感倾向，因为演说的好坏也要看现场听众的反馈，整个演说是一个感染和被感染的过程，情感因素渗透在演说的始终。

💗 链 接
演说与交谈的区别

1. 适用的范围不同　演说是一人叙说众人聆听的表现形式，演说在独白时会增加很强的艺术性，对演说者综合素质要求也较高，适应范围很广。而交谈是双向、互动的形式，且需要考虑交谈双方考虑对方的思想和情绪，适应面较小。

2. 实现目的不同　演说具有很强的目的性，通过演说达到叙述、抒情、说理、论证的目的，以深刻的道理和丰富的语言打动听众，最终感染听众达到演说目的。交谈也具有目的性，但其更具有社会性，在双方进行交谈过程中内容灵活多变，话题也不固定。

3. 表现形式不同　演说主要是演说者一方做准备，组织演讲内容，即使加入互动形式也是以演说者为主导的。而交谈则是为了交流思想、联络感情、协调行动而进行的活动，交谈双方互为前提，体现出互动性，双方都是参与者。

二、演说的准备和构思

演说前对于内容的构思是前提，包括主题选择、材料准备、演说稿构思、心理准备等，都需要演说者在演说前进行精心构思。

（一）演说主题的确定

演说主题有演说目的决定，根据目的确立演说命题、内容、以及所要表达的观点和主张。演说主题的确定包括：

1. 选择论题　需要考虑两大因素首先是需要性，选择听众需要的以及演说中十分想传达给听众的；其次是适应性，即为选择与听众人群、年龄、性别、职业等相匹配的，且演说者能够驾驭的论题，同时也应该考虑场合、时间和环境的适应性。

2. 明确主题　明确的主题是演说者演讲的核心思想，因此主题必须明确、深刻、集中、高度概括。明确的主题不仅使演说者更能居中表达思想，同时会使听众留下深刻的印象，最终达到传播的目的。

3. 确定题目　题目具有高度概括和提纲挈领的作用，对于演说具有很重要的作用，好的题目会在第一时间吸引听众的"眼球"。

（二）演说稿的准备与构思

1. 开篇部分　常说万事开头难，开篇应做到尽量吸引人。开篇如果能迅速地吸引人，就会给整个演说创造一个良好的气氛。比如开门见山的表达，直截了当的表达，这就需要演说本身具有新颖的立意和观点；设问切入，以互动式的思考题使听众参与到演说当中，并勾起听众想要得到结论的兴趣；叙事式的娓娓道来，以社会热点、身边轶事切入话题，增强趣味性和亲近感；解释题目的含义，直截了当、顺其自然的进行演讲；以名人名句、经典事件等众所周知话题引入，使听众陷入深思产生联想；以及以笑话、趣闻、调侃等幽默的引入，增进听众的好感等。总之开篇对于演说十分关键，好的开始是成功的一半。

2. 主体部分　主体部分是演说的主要内容、核心思想的集中体现，围绕着表达中心，处理好论点与论据之间的关系，层次清楚、自然过渡，处理好各种关系。

3. 结尾部分　结尾不仅要论点清晰，简洁有力，主旨再现，深化听众认识。常用的结尾方式有：自然的结尾，简明扼要，使听众意犹未尽；总结式可重复主题，是论点突出，强化印象；感召式结尾，表现为提出希望、发号召、表决心、立誓言、贺成就等，具有很强的鼓动性，情绪激昂；呼应开篇，起点题的效果，是演说结构完整，有始有终。

4. 演说应该具备的材料　优秀的演说应该有大量的材料作为支撑，材料的选取首先不可泛泛而谈而且要适合听众的需要；其次要具有典型性和说服力；最后要注重材料的新颖性和真实性，要融入真情实感。

（三）演说的体态语言表达

体态语言不仅是辅助语言的表现形式，有时甚至更具表现魅力。体态语言体现在以下几方面。

第一是姿态与手势，姿态分为站姿、坐姿和走姿，站姿体位高便于统筹全场，行姿比较随意具有一定的互动性，坐姿则体位比较低给人端庄、沉稳的感觉。手势是非语言手段，具有很强的象征性，与演说内容协调一致。

第二是表情与眼神。演说者的面部和眼神应该随着演说内容的变化而变化，应该真诚、自信、自然地流露眼神和表情。

第三是仪态和风度。演说者的仪态风度是最先为听众所感知的表象，它体现了演说者的综合素质，良好的仪态风度表现在演说者的衣着品味，服饰颜色等方面，与演说者本人应该是融为一体，相得益彰的。

实　训

演说能力的训练

为什么要培养演说能力？

演说不仅仅是一个人知识的综合，更是一个人能力和素养的体现。不但要加强有关演说的理论学习，更应该重视实际训练，这样才能真正掌握人际交往的工具，从而灵活运用与护理工作中。

演说能力训练的基本方法：

1. 仿讲　即为联系模拟名人演说稿、故事、讲课、笑话等，克服初学者存在的知识面狭窄、经验思路单一等问题，目的是根据实践经验积累演说技巧和思路，从而逐渐克服困难，全方位提升口语表达能力。

2. 试讲　即为将现成的资料进行改编，再用自己的话复。目的是逐渐放弃原有的模仿形式，再不断地改编汇总锻炼个人思维能力。

3. 自讲 即为自己收集资料、自己设计演讲稿、自己建立演讲构架、练习演说等，目的是为了最后的登台演说。

演说的评价标准：

演说的评价并没有统一的标准，课程中可依据实际情况自行设定。比如可以分为以下几个层级：主题是否鲜明，材料是否丰富，结构是否合理，是否使用普通话，声音是否洪亮、清晰，语速、语调、语音是否适合，表情是否自然，仪态是否大方，手势是否优雅，与听众是否有互动等。

三、书面语言沟通

书面沟通指以书面或电子作为载体，运用文字、图式进行的信息传递和交流形式。与口头沟通、非语言沟通相比，人类使用书面语言时间较短，但书面语言在现代人类文明中却十分重要，它所承载的信息量非常大。书面语言沟通的具有以下特点：

1. 权威性 书面语由于是以文本形式呈现的，因此相较于口语更加严谨、稳重，口头语言经过反复斟酌才能形成书面语言，因此书面语言沟通具有权威性。

2. 留存性 书面语言呈现于文本之上，因此可以将信息长期保存，不受时间、地点的限制，且在传播的过程中能更加客观的呈现实施。

3. 规范性 书面语言具有较强的规范性，同样的内容书面语言比口头语言更加规范，且每个人在进行书面表达时也不尽相同，因此在进行一些较为困难和复杂的表达时较适合采用书面语言。

4. 缓冲性 书面沟通一般属于非同步沟通，沟通双方可不是同步，因此在沟通过程中就有充足的时间进行思考和斟酌，经过思考和提炼形成的书面语言减少了因考虑欠佳而造成的错误和误会。同时在某些特定的情况下，书面语言也能减少因面对面而产生的人为摩擦，有效地避免了矛盾和尴尬。

5. 兼顾性 与书面语言作为口头语言的参考，可减少表达错误，提高表达的流畅性。比如正式的讲话、演讲经常先准备好书面材料以供参考，再进行朗诵或背诵。

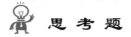

思 考 题

1. 语言沟通有哪些用途？
2. 怎样进行交谈？交谈的技巧是什么？
3. 语言沟通在护理工作中的有哪些作用？

第九章 非语言沟通在护理工作中的应用

学习目标

1. 具有在生活和护理工作中积极运用非语言沟通的意识和能力。
2. 掌握非语言沟通的形式和原则。
3. 熟悉非语言沟通的特点和作用，熟练掌握非语言沟通的技巧。
4. 了解非语言沟通的禁忌。

人际沟通除了语言沟通外，还存在着大量的非语言沟通形式。许多无法用语言形容和表达的思想感情，都可以通过非语言形式来表达和完成。在医疗护理工作中，非语言沟通有时显得更为重要，因为在某些特定情况下，非语言交流是获得信息的唯一方法。在医护人员内部的相互交流中，非语言沟通也有其独特的意义和作用。因此，非语言沟通是护理人员获取信息的重要途径，应当得到重视。

第一节　非语言沟通概述

非语言沟通是指不以自然语言为载体，而是以人的仪容仪表、行为举止、空间距离、面部表情等非语言信息作为沟通媒介进行传递的沟通方式。具有较强的表现力和吸引力，又可跨越语言不同的障碍。对于护理人员而言，学习非语言行为的含义有助于把握在沟通过程中自己的非语言行为对患者的影响，同时洞察患者的非语言行为所传递的信息，深入了解患者的思想情感、疾病变化，能更好地为患者提供护理服务。

一、非语言沟通的特征

1. 持续性　非语言沟通具有不间断的特征，人际交往中，人们依靠非语言载体在自觉和不自觉的传递着信息。在沟通中，双方的仪表和举止就在传递着行为者的信息，双方的距离、表情、肢体动作就会显示各种特定关系。

2. 普遍性　非语言沟通的运用十分广泛，即使是在语言背景差异很大的情境下也依然可以通过非语言来进行沟通，了解对方的思想和感受。

3. 真实性　有时非语言行为比语言更能够准确地传达信息。非语言行为常常是一个人"下意识"对外界刺激的反映，表达更加直接和不受思想支配，语言沟通往往在词语的选择上是有意控制的，所以说非语言行为有时往往表达了一个人的真实感受。

4. 情景性　不同的沟通情景左右着非语言符号的含义。相同的非语言符号在不同情境下也可能是表达不一样的含义。同样的笑，既可以表达开心、喜悦、兴奋、幸福等，也可以表达嘲讽、不屑等情绪。同样是拍桌子，可能是怒不可遏的"拍案而起"，也可能是赞赏有加的"拍案叫绝"。因此在实践中只有因情况、场景灵活运用与之相匹配的非语言沟通方式，才能真正有利于沟通交流。

5. 模糊性　非语言沟通是因为其特殊的表达方式具有一定的模糊性，且往往由沟通双方共同造成。表现为一方表达不准确，以及另一方理解不准确，因为人是复杂的，许多微妙的人际关系都会影响非语言的表达。

链　接

人的肢体语言传达着什么样的信息

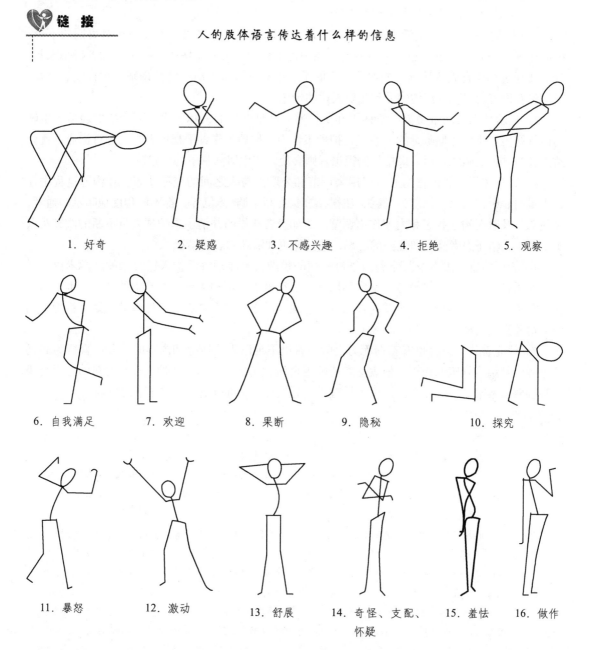

1. 好奇　　　　2. 疑惑　　　　3. 不感兴趣　　　　4. 拒绝　　　　5. 观察

6. 自我满足　　7. 欢迎　　　8. 果断　　　9. 隐秘　　　10. 探究

11. 暴怒　　　12. 激动　　　13. 舒展　　14. 奇怪、支配、　　15. 羞怯　　16. 做作
　　　　　　　　　　　　　　　　　　　　　　怀疑

二、非语言沟通的作用

人们运用非语言符号传递信息、沟通思想、交流感情。有关资料表明，在面对面的交流过程中，那些具有社交意义的信息只有35%来自语言文字，而65%的表达方式来自非语言文字。比如：双手抱臂于胸前，就表示拒绝、傲慢，给人居高临下的藐视感，是人际沟通的大忌。又

如有一名护士，在向病人家属介绍病情时，斜着身子，两手插在口袋中，显得漫不经心，家属当即表示不信任，去找领导，非要亲自陪护不可，影响了护理人员在病人家属心目中的美好形象，影响了护患沟通。

非语言沟通的作用主要表现在：

1. **表达情感**　日常生活中我们送别时常常要握手、拥抱、招手等以表达对离别的不舍，因此非语言符号常代表我们的情感所向。在护理工作中，无论是医生、护士、患者还是家属，都需要通过非语言表达情感，如握紧对方的手、拍对方肩膀等动作常常用来表示肯定和鼓励。虽然没有语言，但双方都能感受到想要表达的情感。

2. **显示关系**　面带微笑、语调柔和所传递的就是友好的人际关系，而冷酷的表情、生硬的语气则传递出的好似疏远的关系。在护理工作中，护理工作者平视患者与之进行沟通，就会给人较为友善的感觉，而如果总是俯视患者则会使人产生居高临下的压迫感。

3. **调节作用**　非语言沟通可以用来调节和公职人与人之间的交流状态。在沟通过程中存在大量的非语言暗示，如点头、摇头、注视、皱眉、提高音调、体位等，都不同程度地暗示沟通者，并使双方及时对沟通状态和内容作出调整。比如患者在说明并请示，护理人员不断的微笑及点头示意，会给予患者鼓励和轻松的心态，使其能更加清晰的表述情况。

4. **验证信息**　患者及其家属由于对疾病的焦虑又不能理解医护人员复杂的医学术语，对护士非语言行为就会比较敏感，常常利用非语言符号来验证和明确一些心中的疑问，也常通过护士非语言行为来判断医生对其病情的真实想法。反之医护人员也通过患者的非语言行为来判断病情等真实情况。

5. **补充替代**　语言也有苍白无力之时，言语不足以表达情感和内容时，非语言行为起到辅助和弥补语言缺陷的作用，使表达者能够更全面、充分的表达。如护士在与发热的患者交谈时轻轻触摸其额头，既体现了护理人员对患者的关心，又可以更准确的了解患者病情。

💗 **链　接**

为患儿做护理工作时，根据年龄不同所进行的非语言沟通方式：

婴儿：对婴儿的护理应注意动作轻柔，语调柔和。要给患儿舒适的接触，如怀抱、抚摸，可使患儿安静下来。并有适当的环境刺激，如颜色、声音、和缓的音乐去感染患儿，使此期患儿在护理中得到感情上的温暖。这对他们的身心发育也是十分重要的。

幼儿：满足此阶段患儿被尊重的需要，关注患儿的需要和兴趣，尽可能满足患儿住院前的爱好和生活习惯，减少其焦虑情绪。与之交谈时保持平视，面带微笑，语调和缓。为了尽快与患儿建立信赖关系，护士可与患儿在简单的游戏中建立起良性沟通。孩子会在游戏中与护士熟悉起来，其恐惧心理得到缓解。

学龄前儿童：此阶段儿童智能发育更趋完善，思维能力进一步发展，他们显得成熟和自信，好奇心强，会设法了解和认识周围环境。护士应设法使患儿尽快熟悉周围环境和有关人员，注意正面鼓励孩子，给患儿提供自我选择的机会，情况许可时帮助其自我照顾，以树立其自信心，减轻其恐惧心理，取得配合。

学龄期儿童：此阶段儿童已进入学校学习，接触范围扩大，生病后与学校及同学分离，会感到孤独，担心失去新掌握的知识、本领，落后于别人，怕生疏的环境、怕治疗。护士可给患儿简要讲解疾病知识，鼓励患儿表达自己的想法和对身体不适、治疗的畏惧心理，加强交流，注意聆听，给予行为支持。病情许可时鼓励患儿参加自我护理，组织患儿适当看书、做作业，减轻患儿的心理压力。

青春期少年：护士应尊重青春期少年的自主意识，不强迫他们，认真对待他们的讲述和表达。进行体格检查及各项操作时，注意保护其隐私，以对待成人的方式对待他们，使其感受到被尊重。

第二节　非语言沟通的形式

非语言沟通的形式多样，含义也较为复杂，具体体现在以下几种形式：

一、仪　容　仪　表

仪容指人的外貌和容貌。通常是由发型、面容以及人体未被服饰遮掩的肌肤等所组成。人的仪表是人际交往的第一印象，十分重要。护理人员应该注重仪容的得体、大方、整洁。

仪表指人的外表。一个人的仪表要与之年龄、体型、职业及所在场合相吻合。人际交往中仪表不仅能够引人注意，更能使人获得人格的尊重。

1. 发型　护理工作者对于个人发型的要求很重要，一般体现为端庄、大方以及适宜工作环境的发型。避免选择新潮、夸张的发型，选择与个人气质相匹配的发型，同时还要注意头发的日常护理，保持清洁。

2. 面部表情　面部表情是人类情感的生理性表露，给人直观的感受，是十分有效的非语言符号。人们通过面部细微、快速的变化传达感情和信息。

3. 眼神　眼神与语言之间是一种同步效应，通过眼神的交流，可能读懂对方内心的所感、所想，通过对对方内心深层的理解，来达到交流的目的。不同的眼神代表各自不同的含义，睁大眼睛认真盯紧对方，表示很紧张或认真聆听等，而左顾右盼则表现出紧张、慌乱、注意力不能集中等情感。

4. 化妆　护理人员配合工作岗位需要，着淡妆。不仅增强自身的气质及自信，也能获得尊重。化妆者应尽量做到美观、大方、得体的准则。

二、仪　　态

仪态指人的举止、动作、姿态等肢体语言。人际交往中，得体的仪态能够获得对方的尊重和重视，也会使自身修养得以体现。

1. 站姿　站姿即为站立姿势，是双腿在直立静止的状态下呈现的姿态。站姿是其他体态姿势的基础和起点，优美、精神的身体姿态从站姿开始。站立时应头正颈直，双眼平视，下颌微收，面带微笑；双肩自然下沉且向后展开，挺胸、立腰、收腹，臀部向内收，脊柱从尾椎开始向上拔高、一直延伸至头顶，上臂自然放松下垂大腿内侧肌肉收紧、双膝并拢。整个身体重心在两脚中间，双脚力量向下踩，其他部向上拉长拔高。

2. 走姿　是人在行走中的姿态，也可称为行姿。它以站姿为基础，是站姿的延续和动态表现。优雅稳健的走姿给人以动态的美感，充满朝气的精神状态会对周围的人产生感染力。行走时的身体以站姿为基础，立腰收腹、头正肩平、下颌微收、目光平视并注意前方路面。手指并拢微弯，手心朝向体侧，双肩平稳，行走时双臂以肩为轴，整个手臂前后自然摆动，前摆约为30°角，后摆约为15°角。走姿要求尽量轻盈、优美、匀速、稳重。

3. 坐姿　坐姿主要包括入座、坐定和离座三个方面，指人在就坐前、后及坐定时身体所呈现的动静相宜的姿态。端庄大方、优雅得体的坐姿使人展现出良好的气质和过人的修养。

4. 蹲姿　蹲姿是在捡拾物品、整理低位物品时采用的相对静态的姿势。护理人员在为患者捡拾物品、调整床位等一些日常操作中常会用到蹲姿。正确优雅的蹲姿能够有效地避免弯腰翘臀等动作后可能带来的尴尬。

5. **手势**　手势即为通过手的动作、姿态表达信息、传递感情的非语言符号，是体态语言的主要形式。手势使用频率最高，形式变化最多，在肢体语言中也最具有表现力和感染力，最能表达人丰富多彩的情感。

手势可分为情景手势、指使手势、象形手势与象征手势。情景手势用于表达情感，使抽象的感情具体、形象，如摆手除了表示"再见"也可表示"拒绝"；指示手势用以指明人或事物及其所在位置，从而增强真实感和亲切感；象形手势用以模拟人或物的形状、体积、高度等，给人以具象的感受，这类手势略带夸张，目的是求神似即可；象征手势用来表示抽象的概念，以生动具体的手势辅助有声语言构成一种易于理解的意境。

三、触　　摸

触摸指人体接触。使人体各部位之间或人与人之间通过接触抚摸的动作来表达情意传递信息的一种非语言行为。包括抚摸、扶手、搀扶、拥抱等。人体接触是人们通过身体接触来感知世界的沟通方式，也是一种最有力的和亲密的沟通力量。

（一）触摸的作用

1. **有利于儿童生长发育**　根据临床观察，触摸对儿童的生长发育、智力发育及良好性格的形成具有明显的刺激作用。

2. **有利于改善人际关系**　在人际沟通过程中，沟通双方的人体接触程度可以反映双方在情感上相互接纳的程度。

3. **有利于传递各种信息**　人体接触传递的信息有时是其他沟通形式所不能替代的。如护士触摸高热患者的额头，传递出护士对待患者的关切和对工作的热情。

（二）触摸在医护工作中的应用

1. **健康评估**　医护人员在对患者进行健康评估时，经常采用触摸的方式，如触碰发热者的额头，了解是否退烧或是否好转等情况。

2. **给予心理支持**　触摸是一种无声的安慰和重要的心理支持方式，可以传递关心、理解、体贴、安慰等情绪。如即将进入手术室的病人，护理人员握紧患者的手，或在患者的肩头轻拍都可以不同程度的安慰患者，帮助患者心理暗示减轻紧张感。

3. **辅助治疗作用**　根据研究表明，触摸可以激发人体免疫系统，使人精神兴奋，减轻因焦虑、紧张而加重的疼痛，有时还能缓解心动过速、心律不齐等症状，具有辅助治疗的作用。

4. **适度**　触摸根据不同情况采取不同的方式，根据患者年龄、性别、病情等特点，采取患者易于接受的触摸方式，并根据与患者的沟通程度等多种因素判断后，再选择恰当的触摸方式。

四、距　　离

距离是指人际距离，是人与人之间的空间距离。在人际交往中，不同的空间距离就体现着不同的人际关系，传递着人与人之间重要的信息。尊重人们空间距离的要求，有利于缓解心理压力，提高沟通的有效性和舒适感。

链接

实践小练习：请 A 同学上讲台，让另一位 B 同学从对面缓缓走来，B 同学不断向 A 同学靠近，直到 A 同学感觉到不舒服时便可要求 B 同学停下来，在前后进行调整后，那么他们之间的距离就是 A 同学的个人人际交往心理缓冲区。

思考：每个人的缓冲区都相同吗？不同的人向你靠近你会有不同的感受吗？将你的测试结果与别的同学分享，会有所不同吗？如果不同，你认为是什么原因造成的？

（一）人际距离的划分

美国学者 E.T. 霍尔提出了阐述人际距离影响沟通的距离学理论，他将人际距离划分为四个区域：

1. 亲密距离　空间距离在 0～0.46m。本区域内的人际关系密切，一般是家人、恋人之间的沟通距离。

2. 熟人距离　空间距离在 0.46～1.2m。本区域内的人际关系为熟悉，一般是朋友、同事、同学、师生、邻里等之间的沟通距离。

3. 社交距离　空间距离在 1.2～3.6m。本区域内的人为正常的社交活动距离，一般普通社交、外交等之间的沟通距离。

4. 公共距离　空间距离在 3.6m 以上。本区域为公共场合中人与人之间的沟通距离。

案例 9-1

蹲下来跟孩子谈话

女儿去美国参加"中美中学生友好交流"活动，在洛杉矶一个普通的家庭里当了一个月的"美国孩子"，回来后给我上的第一"课"，是要我虚心向她的"美国爸爸"学习。她说：在美国的家庭里，大人跟孩子谈话，总是蹲下身子和孩子"平起平坐"。美国人认为，孩子虽小，但也是独立的人。

蹲下来跟孩子谈话，既在有形之中缩短了大人和孩子形体上的距离，使孩子没有压抑和恐惧感，又在无形之中让孩子从小就意识到自己同大人一样是平等的，有利于培养孩子自尊、自信的人格。

（二）人际距离在沟通中的注意事项

上下级沟通，注意缩短交往距离，减少人为的拉开与交往对象的距离。因为伤及本身所特有的身份会使对方具有一定的压力，因此应尽量减少忽冷忽热带来的猜疑与陌生感。

与人初识、人来到一个新环境中，首先应保持安全距离，是双方都有适应的时间，做好判断后循序渐进的拉近关系，避免一开始就是双方距离很小的不自然感，以及对交往目的的猜忌。特别是与异性交往时，应保持安全距离，否则会破坏自己的形象，从而影响交往。

第三节　非语言沟通的策略

非语言沟通作为辅助语言沟通的表现符号，不仅能够帮助表达意思完整，也会拉近交往距离。但非语言沟通也只能通过主观感受来体会沟通内容的内涵，受对象、环境、文化、民族等因素的限制，如运用不当则会弄巧成拙。

一、非语言沟通的准则

1. 通俗易懂　眼神、姿态、面部表情的含义和情感色彩，有些事约定俗成的，有的则受特定情境的制约，它的使用具有一定的时空范围。同一肢体动作不同年龄、性别、民族等都不尽相同。因此必须根据表达内容，准确的选择肢体语言，以通俗的、拥有社会认同的符号来表达含义。

2. 协调自然　肢体语言与口头语言应该含义相同，协调一致。只有双方同时表达含义，才能准确的进行沟通。

3. 适度　非语言如果想准确、优雅、大方的表达内容且符合大众审美，就应该要"适度"，不夸张表现，也不畏手畏脚，恰到好处的配合语言表达所要所想。

4. 随机应变　肢体语言具有灵活性，受人的情感支配，因此可根据特定的情况和事件来对肢体语言做出调整，以保持镇定，应对不同情况。

二、非语言沟通的禁忌

非语言是辅助沟通的符号，如果使用不当则会适得其反。实践中应注意以下几点禁忌：

1. 不合适的动作　身体姿态应端庄稳重，不恰当的肢体语言会影响个人形象和他人的眼光。比如我们应当在公众场合，以及护患沟通中避免嘴里有食物时与他人交谈，模仿他人的动作，伸懒腰、剪指甲等。

2. 过多的语言和动作　过多的言语和动作会使表达重点丧失，也会给人强势的压迫感，同时也会给人喧宾夺主的不自然感受，最终影响沟通。

3. 不适宜的语速、语调、语气、词语等　人的气质身体随处都会体现，在与对方进行沟通时，过快或过慢的语速、奇怪的音调、质疑的口吻、犀利的词汇都会影响双方的沟通。特别是如今许多人都有一些不文明的口头禅，将其时常挂于嘴边势必会影响沟通关系和个人的形象。

案例 9-2

在我国，见到小孩子，上去摸摸头，拍拍打打会显得很亲近，护士这样对待小孩子，更是示好的表现，甚至是我们经常提倡的。但我们常常听到西方妇女抱怨中国人抚弄了她们的婴儿和小孩。不论是摸摸、拍拍、抱抱或是亲亲孩子，都使那些西方的母亲感到别扭。她们知道这种动作毫无恶意，只是表示亲近和爱抚而已，所以也不好公开表示不满。但在她们自己的文化中，这种动作会被人认为是无礼的，也会引起对方强烈的反感和厌恶。所以，遇到这种情况，西方的母亲往往怀着复杂的感情站在一旁不说话，感到窘迫，即使抚弄孩子的是自己的中国朋友或熟人。

三、跨文化护理中的非语言沟通

善于运用非语言沟通传递信息，就要注意不同文化的禁忌。

1. 眼神接触不准确常会引起沟通的不合拍，要注意观察并弄清不同文化的目光接触及在不同场景应用。如有教养的英国男子认为直接凝视与之交往的人的眼睛是一种绅士风度；同时，英美文化要求人们直视别人的眼睛，这是诚实的标志。但是在中国，人们为了表示礼貌或尊敬往往避免直视对方。所以这也经常引起西方人的误会，认为中国人眼神飘忽，必定有所欺骗。而在与西方人的交际中，盯着对方看或看得过久也是不合适的。中国人有时会出于好奇、惊讶而目不转睛地看某人或者某事，而英美人则认为这种目光使人发窘从而引起尴尬。

2．手势一般采用小幅度，避免误用。如中国人竖起拇指表示赞扬，伸出小指表示"差，坏"；美国人将拇指朝上表示要求搭便车，将拇指朝下则表示"坏"；日本人伸出小指表示"情人"。又如，在太阳穴处用食指划圈这一动作，中国人认为这是在动脑子，英美人则以此表示某人简直疯了或者太奇怪了。在美国，男人之间的握手是很用力的。俄罗斯人认为两人隔着一道门或跨着门槛握手是不吉利的。在阿拉伯国家，伸左手与人相握，是无礼的表现。而中国人的握手则没有什么忌讳。英美人常常做出把拇指尖和食指尖对接构成圆形、其余三指自然伸出的手势，这个手势在英美国家一般表示"OK"、完全可以，好极了，但这个手势在法国南部地区表示"零""一文不值"，在很多拉丁美洲国家则被视为是一种不敬的行为。

3．面部表情以微笑为主，对于病人来说，护士的微笑比人体蛋白还有价值，但要认清不同文化微笑的含义，避免误解。

4．点头的真正意图要结合文化，不可贸然判断。如我们认为，点头表示肯定，摇头表示否定。但在保加利亚、土耳其、伊朗和印度的部分地区，人们却用摆头（即头部呈弧形，从一侧移到另一侧，像钟摆一样）这个与摇头相似的动作表示肯定。埃塞俄比亚及其他地区的人却用扭头（即把头猛地转到一侧后复原），这半个摇头的动作表示否定。

5．恰当掌握触摸方式，仔细观察来自其他文化的人们的非语言碰触行为，保持敏感与谨慎态度，如果不明白对方的文化，千万管住你的手。

6．护士尽可能遵循病人要求，提供合理的空间范围，最大限度地保证其个人空间的私密性。一般说来，西方文化注重个人隐私，而中国人则不太讲究个人空间。

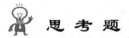 思 考 题

1．非语言沟通的特征是什么？有哪些使用策略？

2．非语言沟通体现在那些形式上？

3．非语言沟通在护理工作中的有哪些作用？

第十章 护理工作中的人际沟通

学习目标

1. 掌握护患关系的特征、基本模式、促进良好护患关系的方法，掌握护士与患者家属的关系冲突、护士在患者家属沟通中的角色，掌握医护之间关系沟通、护理人员之间人际沟通。

2. 熟悉护患关系概念、基本内容、护士在促进护患关系中作用、护士在促进护士与患者家属关系中的作用，熟悉促进医护关系方法。

3. 了解护患沟通技巧，影响护患关系因素，患者家属角色特征，影响护士与患者家属关系的主要因素，医护关系模式、护际沟通技巧。

案例 10-1

护士小李是一名90后，过生日当天，男朋友工作忙，没陪她吃饭，小李很不高兴，闷闷不乐地到了医院。这时，一位患者过来询问病情，并问自己看看能否出院，小李情绪愤怒，硬生生地说，"你出不出院跟我有什么关系！"患者一听，也相当生气，"你怎么这么说话呀，你不是护士我会问吗！""我就是这么说话，不想听别听！"结果，两人在病房里吵了起来，给医院造成了不好的影响。

案例分析

护士小李这样做肯定是不对的，人与人之间需要的是尊重和理解，护士的职责就是帮他们解决健康问题，小李不应该把情绪带到工作中，应当时刻保持沉着、冷静，客气地跟病人沟通，克制自己在情绪激动时说出伤害或不尊重患者的言语从而引发护患纠纷。因此在护理工作中做好护患沟通对维持良好和谐护患关系很重要。

临床护理工作中的人际沟通是与护理工作有直接联系的人与人之间的关系沟通，主要包括护士与患者之间关系，护士与患者家属之间的关系，护士与医生之间的关系，护士与护士之间的关系。在现代医院质量评价体系中，评价护理质量首要依据是有无护患纠纷，而目前80%的临床护理纠纷是由于沟通不良或沟通障碍引起。因此只有提高护士的沟通能力，才能建立良好护患关系，减少或消除护患纠纷的发生，从而确保医疗护理服务质量的提高。

第一节 护理人员与患者之间的人际沟通

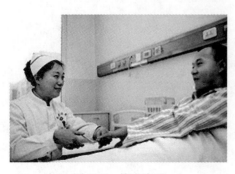

图 10-1 护患沟通

在临床护理工作中，护理人员常面临着各种不同的、错综复杂的人际关系。其中护患关系是护理人际关系的主体。良好的护患关系不但是护理人际关系的基础，也是护理工作的重要组成部分，是护士职业生活中最常见的人际关系，和谐的护患关系是良好护士人际关系的核心。并影响其他人际关系，因此，每个护理人员都应了解护患关系的相关内容，对维护良好护患关系具有重要意义（图 10-1）。

一、护患关系的概念

护患关系是护士在特定条件下，通过治疗、护理等活动与患者建立起来一种特殊人际关系。这种关系的实质是帮助性与被帮助性的关系，即护士与病人通过特定的护理服务与接受护理服务而形成的专业性人际关系，是医疗服务领域里的一项重要人际关系。护患关系有广义和狭义之分，广义的护患关系是指围绕患者的治疗及护理所形成的各种人际关系，包括护士与患者及其家属、医生及其他人员之间的关系。狭义的护患关系则是指护理人员与患者之间在特定环境及时间段内互动所形成的一种特殊的人际关系。

二、护患关系的特征

护患关系作为一种人际关系，具有一般人际关系的普通特点，但由于这种关系是以一定目的为基础且在特定的条件下形成的。因此，还具有专业性人际关系的性质与特点。

（一）护患关系是一种帮助与被帮助的关系

护患关系之间通过提供帮助与寻求帮助形成特殊的人际关系，帮助系统包括医生、护士及其他医务人员和医院行政人员，被帮助系统则包括患者、患者家属及其亲朋好友、同事等。帮助系统的作用是为患者提供服务，履行帮助职责，而被帮助系统是寻求帮助，希望满足帮助需求，护患关系是以解决病人在患病期间所遇到的生理、心理、社会等方面的问题，护士要运用自己的护理知识、专业技能、心理学识及个人品质与病人共同努力，以帮助病人改变原有的认知、情绪和行为。护患关系的最终目标是以患者恢复健康为目的。因此，形成良好的护患关系，要求护理人员与患者之间彼此尊重、信任。作为处于主导地位的护士，应科学地运用护理手段解决患者的问题，使其康复，用护士的规范行为促进护患关系朝健康的方向发展。

（二）护患关系的实质是满足患者的需要

护士通过护理服务满足患者需要是护患关系区别于一般人际关系的重要内容，护士作为帮助者，利用自身的专业知识和技能，帮助患者恢复健康，以患者的需要为中心，竭力满足患者的需要，正是患者的这种需要和护士的被需要，使双方发生了治疗性的人际关系，患者的需要和满足构成了双方关系的基础，离开了这一基础，护理人员与患者的关系也就终结。目前的护患关系中存在一些问题，或者是护理人员对患者有种种不满，或者是患者对护士有意见，期中许多都源于对这种关系的基础缺乏认识。

（三）护患关系是一种治疗性的工作关系

良好的护患关系能使患者心情舒畅，有利于心理和身体的健康，不良的护患关系，病人会产生焦虑、抑郁等负面情绪，不利于患者身体健康的恢复，因此良好的护患关系本身具有治疗性质。护士应努力维护良好和谐的护患关系尽量消除或减轻患者来自于疾病、环境、人际关系等多方面的压力，增进患者疾病的康复。护患关系是护理工作的需要，是护士的职业要求，带有强制性，不管护士是否愿意，也不管患者的身份、职业和素质如何，护士做为一名帮助者出于工作的需要，护士应与患者维持好护患关系为患者提供帮助性服务，护士应对患者一视同仁，真诚给予患者帮助，满足患者的健康需要。

（四）护士是护患关系后果的主要责任者

患者由于患病，经受疾病的折磨，来医院接受治疗，处于被动地位。而作为帮助者的护理人员处于主导地位，因此，护理人员对护患关系的建立和发展起着积极的主动促进作用。在多数情况下，护患关系出现扭曲，护理人员负有主要责任。护士是促进护患关系向积极方向发展的主要推动者，也是护患关系发生冲突的主要责任承担者。

（五）护患关系是一种专业性的互动关系

护理人员与患者之间的关系，不是两人或两方面的简单相遇，而是护患双方之间相互作用、相互影响的专业性互动关系，由于护理人员与患者在个人背景，教育程度、性格特点、情感经历、生活经历存在差异，对健康与疾病的看法各有不同。这些因素都会影响护患双方彼此的感觉和期望，从而会影响护患沟通的效果和护患关系的建立与发展。

💗 链 接

南丁格尔誓言

"我谨于上帝及公众前宣誓，我愿一生纯洁忠诚服务，不做有损无益之事，不屈服或故用有害之药。当尽所能增高我专业的高度，凡服务时所知道或听到的个人私事均当谨守秘密，我将以忠诚辅助医生行事，并专心致志以全心全意给予护理者幸福。"——南丁格尔

三、护患关系的基本内容

护患关系的基本内容包括技术性关系和非技术性关系。在关注的程度上，护士和病人对技术性关系和非技术性关系的重点有一定差异，护士更多关注的是技术性关系及由其带来的效果，而病人由于缺乏对技术性关系的评判能力，所以更多的是对非技术关系的感受作出评价。

（一）技术性关系

技术性关系是护患双方在一系列护理过程中所建立起来的，以护理人员拥有的护理知识及技术为前提的一种帮助性关系。技术性关系是护患关系的基础，是维系护患关系的纽带。病人到医院求医问药，很大程度上是寻求技术上的帮助，所以，离开了技术性关系，护患关系的其他内容就不存在了。

（二）非技术性关系

非技术性关系是指护患双方受社会、心理、教育、经济等多种因素的影响，在实施医护技术过程中所形成的道德、利益、法律、文化、价值等多种内容的关系，并主要通过服务态度和医德医风表现，是患者评价医院和医护人员的主要标准。非技术性关系可以对技术性关系起到强化和弥补作用，对护理效果有着强化或增强的作用。有调查显示，护患纠纷在多数情况下主要由非技术因素引起，非技术性关系主要包括以下几个方面。

1. 道德关系　护患道德关系是一种固有的基本关系，是非技术性的护患关系中最主要的

内容，由于护患双方所处地位、环境、利益以及文化素质、道德修养不同，在护理活动中对一些问题和行为在理解和要求上产生各种不同的看法。双方会产生各种矛盾。为协调矛盾，护患双方都应按照一定的道德规范来约束自己，尊重对方的人格、权力和利益。护士的职业道德原则是"救死扶上，实行人道主义精神"。护士应该自觉遵守职业道德规范，维护患者权益，这对提高护理质量，改善护患关系有着积极的作用。

💗 链 接

绿叶的事业

泰戈尔曾经说过："花朵的事业是美丽的，果实的事业是甜蜜的，但还是让我做绿叶的事业吧，因为她总是专心地垂着绿荫。"我是一名护士，我常常把我们医院比作伊甸园的生命树，我是生命树上那一片小小的绿叶。

2. 利益关系　指护患双方在相互作用过程中发生的物质和精神方面的利益的关系。患者的利益表现在支付了一定的费用后满足了解除病痛，恢复健康等切身利益的需要。而护理人员的利益付出劳动后得到工资、奖金报酬，以及由于患者康复而得到精神上的满足与欣慰。提高了自己工作上的满意度。护患双方利益关系最突出的特点是平等互助的人际关系，护理人员应对所有患者都应一视同仁，不以貌取人，不以金钱取人，不搞等价交换，不以工作谋私利等。

3. 价值关系　指以护理活动为中介的体现护患双方各自社会价值的关系。护理人员运用所学的知识和技术为患者提供优良的服务，使患者重获健康，实现了崇高的人生价值，而患者重返工作岗位，又能为社会做贡献，同样实现了个人的社会价值。"我为人人，人人为我"正是我国社会主义条件下人们价值关系的高度体现。

4. 法律关系　护患双方各自的行为和权益都受到法律的约束和保护。任何一方的正当权利受到侵犯都是不允许的。如护士工作中不遵守操作规程、工作不认真或技术不熟练导致病人利益受损，病人可以依法申诉，而护士身心受到病人的无理威胁和侵害时，也可以通过法律程序寻求保护。

5. 文化关系　护患双方的价值观、文化修养、宗教信仰及风俗习惯等不尽相同，这种差异的存在，要彼此之间相互尊重，这对建立良好护患关系非常重要。护士要尊重患者的宗教信仰及风俗习惯，时刻注意自己的言谈举止及表情，对不同文化背景的患者采用不同的沟通方式。

四、护患关系的基本模式

案例 10-2

老李因患前列腺癌住进泌尿科，病痛与陌生的环境使他焦虑不安。责任护士小刘主动对他说："你好，我是你的责任护士小刘。如你有什么事，请找我，我会尽力帮助你。"安置好床位后，小刘边说边安慰患者："我去请医生过来给您做检查，然后我陪您四处走走，很快你就会熟悉这儿的新环境了。"接着向他介绍同病室的病友及病区环境。很快，患者熟悉了环境，减少了心理孤独和不安。老李住院几天后，病情不见好转。他沉默寡言，情绪非常低落。这次，由于介入治疗后化疗反应较重，老李更加不愿说话，干脆卧床不起，也不愿进食。这可急坏了护士小刘。她想尽办法开导老李，并为他买来了面条、稀饭，但屡遭拒绝。尽管患者不理不睬，但小刘并没有放弃，轻言细语地劝慰和鼓励，一汤匙一汤匙地为他喂饭，天天不忘陪老李唠叨自家的事。老李终于被感动得流下了热泪，愿意重拾信心配合护士治疗护理来帮助自己恢复健康。当老李病情好转即将出院时，患者及家属对护士小刘的服务非常满意，护士小刘向患者交代了出院后的注意事项，患者再次向小刘表示谢意后出院。

案例分析

本案例中护士小刘与患者老李的护患关系过程经历了三个阶段：入院初期，护患关系开始阶段，病痛与陌生的环境使患者焦虑不安，护士小刘通过耐心的指导、热情的介绍、真诚的服务，消除了患者紧张不安的心理，给患者留下良好的第一印象，为以后工作打下良好的基础。住院期间，护患关系工作阶段，护士小刘不仅对患者表现出同情与耐心，更用行动向患者传递了关心与关爱的帮助，以情感人，感化了患者老李配合治疗疾病的决心，同时也赢得了患者的信任。出院时，护患关系结束阶段，患者留下满意的评价。案例中护士小刘与患者老李的护患关系模式属于共同参与型的模式。

一般根据护患双方在共同建立及发展护患关系过程中所发挥的主导作用、各自所具有的心理方位、主动性及感受性等因素的不同，可以将护患关系分为以下三种基本模式。

（一）主动－被动型

这种模式的其特点为"护士为患者做什么"，护理人员在护患关系中占主导地位。护士在此模式中常以"保护者"的形象出现在患者面前，处于专业知识的优势地位和治疗护理的主导地位，而患者处于服从护士处置和安排的被动地位，所有针对患者的护理活动，只要护士认为有作用，无须征得患者的同意即可实施，而患者一切听任护士的处置和安排，没有任何主动权。

这种模式主要适用于对昏迷、休克、全麻、有严重创伤及精神障碍患者护理时的护患关系。此类患者部分或完全地失去了正常的思维能力，需要护理人员有良好的护理道德、高度的护理责任心及对患者的关心与同情，使患者在这种单向的护患关系中，能够很快战胜疾病，早日康复。

（二）指导－合作型

这种模式是目前临床护理工作中护患关系的主要模式。其特点是"护士教会患者做什么"，护士在护患关系中仍占主导地位，但护患双方在护理活动中都是主动的，尽管患者的主动是以顺从护理人员的意志为基础，并且护理人员的权威在护理关系中仍然起主要作用，但患者可向护理人员提供自己疾病的信息，同时也可以对自己的护理及治疗提出意见。

这种模式主要适用于患者神志清楚，但病情重，病程短的急性病人和外科手术恢复期的患者，对疾病的治疗及护理了解少，需要依靠护理人员的指导以便更好地配合治疗及护理。患者可以主动合作，比如护理活动中注射、导尿、插胃管、换药、测血压等都需要患者的配合，此模式的护患关系需要护理人员有良好的护理道德，高度的工作责任心，良好的护患沟通及健康教育技巧，使患者能在护士的指导下早日康复。

（三）共同参与型

是一种双向的、平等的、新型的护患关系模式。其特点是"护士帮助患者自我恢复，此种模式以护患间合作为基础，护患双方同时具有平等权利，共同参与治疗护理过程、决策及实施过程。在这种模式下，患者不仅与护士合作，还主动配合治疗护理，积极参与护理活动，自愿向护士反映病情，与护士探讨疾病的护理措施和计划，在力所能及的范围内自己独立完成某些护理措施如自己洗头、自己服药、自己检测尿糖等。

这种模式适用于有一定文化知识的慢性病患者的护理。此类患者的护理常会涉及帮助患者改变以往的生活习惯、生活方式、人际关系等。护士交给糖尿病病人怎样用糖试纸、怎样自己注射胰岛素、怎样控制饮食等。因此，护理人员要以患者的整体护理为中心，尊重患者的自主权，给予患者充分的选择权，帮助患者在功能受限的情况下提高生活质量。

五、护患关系的基本过程

护患关系的发展是一个动态的过程，一般分为开始期、工作期、结束期三个阶段。三个阶段相互重叠、相互影响。

（一）开始阶段——熟悉建立信任

此阶段是在患者入院初期。此期的任务是护患彼此熟悉并建立初步的信任关系。其交往的内容主要包括三个方面：一是护患之间彼此认识，如自我介绍、护理人员如何称呼患者等；二是介绍护理单元，如科室的人员与环境结构、家属探视和陪护制度、饮食安排、病房设施的使用等；三是收集患者的初步健康资料。在护患交往中，彼此了解的方式是不同的。护理人员通过询问病史、体格检查、病历记载等方式了解情况，一般是公开的；患者也希望了解护理人员，如护理人员的业务水平、责任心、性格脾气，甚至包括个人经历，了解方式是通过护理人员的自我介绍，但更多的是通过自己的观察和侧面打听获取的。因此，护士应通过得体的举止、热情的话语、真诚的服务在开始阶段为患者留下良好的第一印象，为以后工作打下良好的基础。

（二）工作阶段——获得合作与信任

此阶段是护士为患者实施治疗护理的阶段，也是护士完成各项护理任务，患者接受和治疗的主要时期，也是护患之间相互获得信任关系的时期。此期的主要任务是应用护理程序按照护理计划，实施护理措施，完成护理工作。工作的重点是通过护士高尚的医德、熟练的技能良好的服务态度赢得患者的信任，取得患者的合作，满足患者的需要。在这一阶段，由于时间跨度较长，双方可能发生矛盾。如护理人员埋怨患者不认真执行医嘱、不主动的配合、过分娇气，患者不满意护理人员护理技术的熟练程度，对患者的疼痛麻木不仁，不负责任等。若发生上述不协调的护患关系时，护理人员应及时处理，并以积极的态度来解决出现的问题，如对患者提出的意见做出解释，及时改正工作中的不足之处，对患者的不合理要求及不遵守院规等行为进行劝导。对患者始终保持关注、真诚和尊重的态度，热情为他们服务，尽量满足他们的合理需求，以获得患者的信任。

（三）结束阶段——留下满意评价

此期阶段是指经过治疗和护理，患者的病情好转或基本恢复健康，准许出院休养，护患关系便进入结束阶段。本期的任务是护患共同评价护理目标的完成情况，预计关系结束后患者可能面临的新问题，协助患者制定对策以解决这些问题。工作任务是对患者进行健康教育、出院指导和征求意见。帮助患者逐渐脱离住院期间的依赖心理，学会自我照顾，促进患者的全面康复，增强适应社会角色的能力。结束期是护患关系最为融洽的时期，即使曾经有过不愉快的记忆，也会随着疾病的好转和身体的康复，以及与护士主动有效的沟通而改变，绝大多数情况下患者都能留下满意评价。

六、影响护患关系的因素

影响护患关系的因素是多方面的。由于护理人员与患者接触机会最多，关系最密切，护患之间也最容易发生关系冲突，从而影响护患关系的健康发展。分析影响护患关系的原因，主要有以下五个方面的因素。

（一）角色模糊

角色模糊是指个体对于自己充当的角色不明确或缺乏真正的理解而呈现的状态。在护患关系中，护患关系的建立和发展过程中，如果双方对各自的角色理解不一致，便会觉得对方的言行表现不符合自己对于对方的角色期待，如护士不能积极主动地为患者提供帮助。患者对自己患者角色的定位不当，有些患者缺乏一定的医学护理知识，对护理人员的治疗及护理过程不理解，甚至提出不符合医学护理的要求，使护士十分为难。再比如，有的患者对自己的疾病过分关注，对自己诊疗过程的各个细节不断向护士询问，而这些问题在护士看来无关紧要，有时不能设身处地为患者着想，对患者的提问缺乏耐心，使患者产生不服从护士的管理，还有患者病痛折磨下负面心理严重时，对护士百般挑剔等，均可能导致护患关系紧张。如护士对自己角色的权利及义务认识不足，对患者缺乏应有的关注，对患者不信任，不尊重患者应享有的权利，甚至伤害患者的自尊心，这些都会导致护患之间发生矛盾冲突。

（二）责任不明

护患之间的责任冲突表现在两个方面：一是对于造成的问题由谁承担责任，双方意见有分歧；二是对于改变健康状况该由谁承担责任，护患双方意见不一致。例如，一位脑出血患者后遗症伴有左侧肢体瘫痪，正在接受康复理疗，护士要求家属配合患者多做下肢活动锻炼，但患者说下肢无力活动，难以配合，患者不愿进行积极的功能锻炼，只想单纯靠治疗解决问题。许多疾病的产生，与人们的不健康行为直接有关。如果患者不知道不良的心理状态、生活习惯、社会因素等可以导致体质下降和疾病的发生，不知道自己应该对自己的健康状况负什么责任，就会把疾病康复、健康问题和治疗护理的责任全部推给医生护士，从而忽视自己应承担的责任。而有的护士受旧的医学模式和功能制护理的影响，认为对患者因个人行为或因心理、社会因素而导致的健康问题，医护人员是可以不负责任的。现代医学模式认为，患者的不健康行为是可以通过医护人员有效地健康指导而得到纠正，患者的许多心理问题，也可以通过有效的护患沟通而得到解决。也就是说，医护人员对患者在心理、社会方面所引发的健康问题是应该承担一定责任帮助患者解决给予合理指导。

（三）权益差异

每个社会角色在社会活动中，都具有相应的权益，寻求安全而优良的健康服务是患者的正当权益。但由于患者大多并非医护专业人员，缺乏医护专业知识，由于疾病的因素失去或部分失去自身控制和自我护理力，因而在大多数情况下，患者并不具备维持自己权益的知识和能力，患者的许多权益被迫依靠医护人员来维护，这就使患者在护患关系中处于被动的依赖地位，而护理人员则处于比较主动的权威的地位。这种情况往往助长了护理人员的优越感和支配感，在处理护患双方的权益争议时，往往会自觉或不自觉地倾向于医护人员和医院的利益，较少考虑患者的权益。由此可见，护士在工作中不仅应做好护理服务，还应以平等的态度对待患者，在工作中时刻维护患者的合法权益，只有这样才能真正成为患者权益的维护者和代言人，使护患关系保持良性发展。

（四）文化因素

护理的对象来自不同的民族与地方，具有不同的语言、风俗习惯、宗教信仰等，因此给护患之间的人际关系沟通造成了很大成为障碍，如语言障碍、习俗障碍、不同的禁忌等。如护理人员用单一的文化模式护理千差万别的患者，这样就容易产生文化冲突，且影响治疗效果。在我国不同民族的饮食戒规中，回族不食猪肉，蒙古族不食海味，满族禁食狗肉。护理人员如不了解患者的文化背景，就不能有效地与患者沟通，往往达不到预期的目的，有的甚至事与愿违。

（五）理解分歧

由于护患双方的年龄、职业、生活环境和受教育程度不同，在交往过程中容易产生理解分歧。如患者对护士按照医院的规章制度实施病房管理，容易误解为缺乏同情心，对护士职业化的专业术语容易按自己的思维方式去理解，医护人员的语言过于简单，表述不清，也会造成误解，例如，某医院为一位"胃溃疡"患者行胃大部切除手术，术后医务人员吩咐患者家属，患者因胃大部切除，术后应禁食。患者术后感觉饥饿，要求吃东西，患者家属将"禁食"理解为"进食"，患者进食后吻合口破裂造成再次手术抢救。另外，方言也会造成理解的分歧。这种因语言问题而导致的误解，极易造成护患双方产生矛盾，关系也因而受到损害。

七、护患关系的冲突及沟通技巧

案例 10-3

患者："齐护士，刚刚测血压时我不在，我去厕所了。"
护士：（未抬头看患者，只顾干手头的事）"你没看到我正忙着呢，那会测你不在，等一会儿我忙完的吧。"
患者沉默片刻，不敢多言，转身回病房。
此后，护士忙于写交班报告，转抄医嘱记录，完全忘了测血压这事儿。
患者再次来到护士工作站，"齐护士，这血压什么时候给我测压呀！"
护士不耐烦地说，"等会儿，你没看见我忙到现在？还添乱！"
"我已经等了1个多小时了！你再忙，也不能耽误我治疗啊！"
"你说什么？谁耽误你治疗了？你要弄清楚，测血压的时候你为什么乱跑？"
"我乱跑？你这小护士，怎么这么说话……"
两人你一句，我一句，越吵越激烈。

案例分析

此案例中，明显因为护士过于强调工作忙，未及时给患者测血压，且对患者的催促流露不满，言辞不友好。护患冲突，归根到底产生于"需要与满足""休闲与忙碌"这两对矛盾之中。作为一名护士应铭记，避免护患冲突是每个护士的职责。即使面对情绪失控而出言不逊的患者所导致的护患冲突，护士也应冷静对待。

（一）护患关系的冲突

在护理工作中，由于多种原因会不可避免地发生护患关系冲突，护患关系冲突必然影响护患关系的健康发展。因此，要建立和发展良好的护患关系，首先要分析造成护患冲突的主要根源，产生护患冲突的原因包括以下几个方面。

1. 期望与现实的冲突 "白衣天使"是人们对护理人员的最高赞誉，她象征着护士的职业形象，患者对护士的职业素质有较高的期望值，并以此来衡量她们在现实中所面对的每一个护士个体，用较高的标准来要求她（他）们。当个别护士的职业行为与有些患者的过高期望值存在较大差距时，他们就会产生不满、抱怨等，并与护士之间出现程度不同的护患冲突，有的表现为冷漠，有的表现为不合作，有的还可能表现为冲动甚至过激的言行。作为护士如不能了解患者的过高期望并给予准确的引导，或者完全不从自身查找可能存在的引发护患冲突的原因，甚至表现出一种完全对立的态度，认为是患者过于苛求和挑剔自己等，则有可能导致更严重的护患冲突。

2. 休闲与忙碌的冲突 护士整天面对大量繁琐、庞杂的事务性工作，常常是几个护理人员除了负责几十个患者的常规护理事务外，还要随时去应对一些突发性的特别事务，其忙碌程度可想而知。相对而言，患者则处于一种专心治病养身的状态，看似"休闲"，然而实际上疾病给患者造成的较大压力是不可言喻的，他们也不可能有真正的清闲，有些患者几乎把全部的注意力都放在对自己疾病的考虑上，对护理人员的忙碌与疲惫视而不见，对自己的问题想急于得到解决。当个别患者的需要和护理人员的工作安排发生冲突时，一方面，患者可能会因自己的需求未得到及时解决而对护理人员产生不满，指责护士不负责；另一方面，个别护士也可能在疲惫、忙碌状态下对患者失去耐心，埋怨患者不体谅。此时，如果护理人员只是强调自己的理由而不能宽容身心失衡的患者，会使护患关系冲突更加恶化。

3. 需求与满足的冲突 许多急症、重病、老年患者住院后，由于部分或完全丧失自理能力，渴望护理人员的帮助和精心护理。但在当前病床和护理人员比例失调的状况下，要对所有患者做到精心护理确有难处。面对患者多种多样的合理要求应尽力满足，但由于目前医院的物质条件、设备和医疗技术水平有限，很难满足患者的一切要求，因此，可能会发生护患冲突。

4. 外行与内行的冲突 患者出于对自身疾病的过分关注，强烈的康复愿望驱使他们对与疾病相关的治疗、护理方案都要亲自过问。由于患者对疾病知识了解不多，对护理专业更是外行，所提问题在护理人员看来大多是无关紧要的。护理人员常年在医院工作，对于患者提出的问题已经司空见惯、习以为常，有时不能设身处地的体谅患者渴望康复的迫切心情，对患者的反复提问缺乏耐心，表现为简单敷衍等，从而引起护患关系紧张。

5. 伤残与健康的冲突 对自身健康丧失的自卑、沮丧和对他人健全体魄、姣好容貌的羡慕、嫉妒，可能引起一些患者内心的激烈冲突。特别是那些躯体严重伤残和毁容的患者，在他人面前更易感到自惭形秽，有时个别患者甚至难以自控地把伤残的恼怒迁移到与他们交往最为频繁的护理人员身上。如当某些患者陷入痛苦不能自拔时，情绪往往容易冲动，对护理人员的善意劝说、耐心解释不仅充耳不闻，反而产生逆反心理，包括对护理计划的实施加以拒绝。若护理人员不能识别和体谅患者的情绪反应，则可能出现各持己见、互不相让的僵持局面，甚至引发激烈的护患冲突。

6. 质量与疗效的冲突 护理质量好，实际疗效高，反之亦然，这是辩证统一的关系。但也有例外，如患者病入膏肓、医生误诊误治或受医疗设施的限制等，质量与实际疗效不一致。护理人员精心护理，患者的实际疗效却不一定显著，甚至病情恶化。在这种情况下，就产生了护理质量与实际疗效的矛盾，有的患者会错怪护理人员，护理人员感到委屈而发生冲突。

7. 依赖与独立的冲突　疾病恢复期常引起依赖与独立冲突的发生。一是患者经过较长的病程，已逐步适应解除自己部分的社会、家庭责任，患者角色强化，在心理上对医护人员、亲友依赖性增强，有的患者甚至出现了回归社会角色的心理障碍。二是护理人员在患者疾病恢复期，必须遵循现代医学模式，全面地行使帮助患者重建自信、增强独立意识、提高社会适应性的重要职责，以促使患者获得心理健康与身体健康同步的最佳身心状态。在依赖与独立这对矛盾面前，护理人员要有较大耐心并正确引导患者。如果护理人员不能就此与患者沟通，护理人员的好意不仅难以被患者所接受，反而会引起患者的误解，导致护患冲突。

8. 偏见与价值的冲突　由于信息背景等因素的影响，各个层次的患者对护理人员的职业价值的看法不同。尽管从总体上看，护理职业的社会职能已发生了深刻的变化，但传统习俗根深蒂固的影响仍然难以改变人们对护理职业的偏见。有的患者由于很少与护士交往，对护理职业缺乏了解，只是根据道听途说来片面地认识护理工作，对护理职业有偏见。而长期以来，一直受职业价值困惑的部分护理人员，则对他人对自己的消极评价特别敏感，甚至反感，很容易因此与他人发生争执，导致护患冲突。

（二）护患关系冲突的沟通技巧

1. 沉着冷静　护理人员应具备良好的心理素质，遇事沉着冷静，忙而不乱，避免轻佻鲁莽。在护患之间产生争执，甚至发生护患纠纷时，护理人员应保持冷静的头脑，切勿冲动、感情用事，防止因情绪激动说出伤害患者感情的不适当语言。当护理人员自觉自己被他人激怒时，马上深呼吸，可达到快速控制情绪的效果。

2. 换位思考　从患者角度想问题，理解患者的需求与不满。如"假如这个患者是我，或假如这个患者是我的家人……"若能换位思考，对患者反映的问题则会及时给予协调解决。如确实工作忙不能及时满足患者的要求，可以先做解释工作，请患者理解体谅，然后尽早给予协调解决，避免护患关系冲突发生。

3. 转移矛盾　有的患者的不满情绪并非真正指向护士，而却把不满发泄于与其接触的护士。此时护士不要与患者直接对抗，可把患者的不满淡化转移。如患者对饮食有意见，或对没有及时安排手术有意见，或是对收费不够透明有意见，面对患者发火、抱怨、愤愤不平，护士应用转移法，避免针锋相对。可以讲"对不起，这饭菜可能不合您的胃口，我一定替您向膳食科反映，让他们改善质量，谢谢您的意见。""您没安排上手术我能理解您的心情，我帮您问问医生是怎么回事。"

4. 机智友善　护理人员必须有较强的应变能力，急而不慌，临危不乱。遇到患者因疾病影响而情绪不稳定，对护士发火，如肝脏疾病患者、癌症患者等，护理人员要思维敏捷、机智应付，此时宜采取回避或沉默的方式，避免和患者发生冲突。可与患者暂时隔离，待患者情绪稳定后再接触，或分析患者情绪激怒的原因，给予协调，解决问题。

5. 相互协作　当护患矛盾已经产生，其他护理人员不应旁视，应立即上前妥善参与处理已经发生的矛盾。可先请当事护士暂时回避，减轻当事人与患者的正面冲突，然后代其道歉并耐心让患者把话说完，认真理解患者要求的合理性，协助患者解决困难，帮助化解矛盾和误会。如纠纷呈升级趋势对，应及时请护士长或其他领导出面调解弥补。

6. 真诚道歉　真诚道歉能消除与患者之间的隔膜，从而促进护患的沟通继续进行。如"张教师，对不起，我想您刚才正想告诉我您最担心的问题，可由于我正急于干其他的事，没有认真回答您提的问题，对此我向您道歉。如果您不介意的话，我希望您能重述一遍。"

7. 求同存异　护患双方因各自的观念、角度不同，会产生不同看法。若对谈话有异议，观点不一致时，应尽量避免争执，寻找双方的共同点，采用求同存异的方法进行冷处理。对不同观点，只要不妨碍疾病治疗，不违反规章制度，一般不与患者争论。如遇到必须沟通的情况时，暂以"是的"作答，待双方冷静下来后再委婉地表达自己的意见。

8. 安慰体贴　护理人员以高度的同情心、爱心和耐心，真诚地关注患者，设身处地地从患者的角度理解患者的疾苦，做患者的知心人，尽量满足患者的需求。与患者沟通时，要体现出护理人员的宽容，并善于把握自己的情感，做到"忧在心而不形于色，悲在内而不形于声"，一切从患者的感受和需要出发，并保证患者的利益，使患者得到优质护理。

 链接

天使使命

燕尾帽顶在头顶，誓言记在心底，心酸藏在心里，微笑挂在脸上。有人把护士比作白衣天使，我们没有天使般生活的逍遥，但患者的健康和生命占据了我们的一切，我们承诺在护理工作中将会用我们的爱心、精心、细心为每一位患者维护健康，呵护生命。

八、促进良好护患关系的方法

护患关系是一种专业性的帮助关系，良好的护患关系可以帮助患者战胜疾病，恢复健康。而在促进护患关系向良性发展的过程中，护士起主导作用。因此，护士必须掌握促进护患关系的方法与技巧。

（一）建立信任关系

信任感是建立良好护患关系的前提，患者信任护士才会配合治疗和护理，主动提供自身的健康信息。护士也可充分了解患者生理、心理等各方面的问题更好地为患者服务。因此护士在护理过程中，应通过表达自身的爱心、耐心、责任心、同情心。以良好的言行，端正的态度努力增加患者对护士的信任感，发展良好的护患关系。

（二）提高业务水平

精湛的业务水平不仅可以增加患者对护士的信任感，而且可以确保为患者提供安全的护理服务从而增进维持良好的护患关系。护士不扎实的理论知识和不娴熟的技能操作会在护理过程中为患者埋下隐患。影响病人健康的恢复。所以护士在工作过程中，应注重不断完善学习自己专业知识和技能，还应注重心理、法律、社会等相关学科的学习，不断提高自身的业务水平为赢得患者的信任，从而为建立良好护患关系奠定基础。

（三）主动与患者沟通交流

护患关系的建立与发展，是在双方沟通过程中实现的，良好的沟通可以促进护患关系的发展，缺乏沟通会导致护患之间产生冲突。护士主动与患者沟通交流并提供有关患者疾病信息，可帮助患者缓解焦虑不安的不良情绪，了解患者心理感受等方面的信息，从而更好地满足患者的需要。同时也可增强患者对护士角色功能及分工的认识，增进彼此的了解和信任，促进护患关系的发展。

（四）保持良好职业道德

护士在工作中不断提高自身的职业道德修养，注意控制不良情绪，平衡不良心理，不将自己的不良情绪带到工作中，不将自己的观念强加给患者，尊重理解患者，维持护患关系和谐发展。

 链 接

新型的护患关系

患者是亲人，以人为中心；患者是教师，工作当虚心；患者是老板，服务当尽心；患者是朋友，真诚换真心；患者是自己，将心来比心；患者没有错，有理也耐心；患者无小事，处处要细心；来者都是客，相待不偏心。

九、护士在促进护患关系中的作用

（一）明确护士的角色功能

护士应全面认识、准确定位自身的角色功能，认真履行角色职责，使自己的言行符合患者对护士的角色期待，随着医学模式的转变，在整体护理中，护士的角色功能是多方面的。第一，护士是为患者提供帮助的人，是患者的照顾者和安慰者；第二，在对患者的健康进行护理诊断和处理时，是计划者和决策者；第三，在实施护理干预时，是健康的促进者；第四，在病区和一定范围内，是管理者和协调者；第五，是患者权益的代言人和维护者；第六，在进行健康教育和健康咨询方面，又是顾问和教育者；第七，在收集信息、传递资料以及心理护理时，又是沟通者；第八，在护理领域中，又是研究者和权威者。所以，护理人员首先要对自己的角色功能有一个全面而充分的认识，很好地履行角色义务，行使角色权力，使自己更好地去履行角色责任和工作职责。这样才能满足患者对护士的角色期待，促进护患关系维持良好发展。

（二）帮助患者认识角色特征

护士应根据患者的病情、年龄、文化程度、职业、个性特点，了解患者对新角色的认识，努力帮助患者适应新角色。患者是因为身体健康方面出现了自己无法解决的问题才来寻求医护人员帮助的，因此接受护理服务患者最主要的角色特征，对于患者来说，他们过去所熟悉的"社会角色"，如工人、厂长、老师、父亲、妻子、女儿等，被"患者"这一新的角色所替代。他们虽然很想当一个"好患者"，但不知该怎么做。患者大多不明确医护人员的分工。有时患者可能会提出一些与医护人员分工不相符的要求，这便是对护士角色不明产生的。因此，在护患关系建立初期，护理人员应主动把自己的分工和角色功能介绍给患者，有利于建立和谐的护患关系和进行有效沟通。另外，在整体护理体制下，患者也不完全是被动的求助者，患者在护理过程的大多数环节都可以积极参与。患者作为护理对象，既是被帮助者，也是解决自己健康的积极参与者。但如何参与、如何配合，多数患者是不知道的，这需要护士通过与患者的沟通来进行指导。护士对于患者的角色期待应从实际出发，不能要求患者什么都会，什么都懂，更不能随意指责患者的某些不适当行为，而是应该努力帮助患者适应新角色，避免和缓解可能出现的角色适应不良的因素，帮助患者积极参与疾病的治疗护理过程。

（三）主动维护患者的合法权益

护士应主动维护患者的合法权益，获得安全优质的医疗护理服务是患者应有的权利。患者享有身体疾病诊断、治疗和护理措施的知情权和同意权。但由于疾病的原因，许多情况下患者只能依靠医护人员来维护自己的合法权益。如果医护人员忽视了患者的权益，不能及时将疾病进展、治疗方案、护理措施、用药类型等信息传递给患者，甚至拒绝回答其提出的问题，患者的知情权得不到保障，对护士的信任度也会随之下降，护患关系就不能正常发展，为此护士应有清醒而明确的认识，维护患者的权益是护士应承担的责任，只有主动维护好患者权益，才能促进护患关系的正常发展。

（四）减轻或消除护患之间的理解分歧

护患之间存在理解差异会影响护患关系，因此护士在与患者沟通时，应注意沟通内容的准确性、针对性和通俗性，尽量使用患者易于接受的方式和语言，使用规范的口头语。对患者能使用通俗语言解释的，不用术语解释，能用科普性强的术语的，不用深奥晦涩的专业术语。同时应注意创造平等交流的气氛，鼓励患者对不理解的问题及时提问，以便护患双方在对问题理解上保持一致。

十、护患沟通技巧

（一）日常护患沟通技巧

在护理工作中，护患沟通贯穿于日常护理工作的每个部分，日常护理中，护士应注意以下几方面的沟通技巧。

1. 设身处地为病人着想　患者患病和住院后自身和家属面临着巨大的压力，多少会被病痛折磨产生一些焦虑情绪，尤其是病情危重患者，其心理及行为表现更容易激动，变得敏感脆弱，护士应理解患者因病痛产生的痛苦焦虑情绪，护士要以良好的服务态度，用自己的爱心、耐心、责任心去帮助患者给予其心理疏导，理解病人的感受，多给予患者更多的关心，竭尽所能为患者减轻病痛，提供优质的护理服务。

2. 尊重患者，维护患者的权利　在日常护理中，将病人看成是一个具有完整生理、心理、社会需要的综合体，在与病人沟通中，对待患者一视同仁。尊重患者的人格，对病人说话时语气要温和诚恳，对病人提出的问题耐心的给予解释，避免不耐烦地打断病人或粗暴地训斥病人。维护患者享有对自身疾病信息的知情权。

3. 对病人的需要及时作出反应　在一般情况下，护患沟通传递了当时特定环境下的需要及信息，护士一定要对病人所表现的语言或非语言信息及时作出反应，这样不仅可以及时的处理病人的问题，满足病人的需要，而且能让病人感受到关心、温暖及重视，促进护患关系。

4. 及时向病人提供有关健康的信息　护士在护理工作中，随时向病人提供健康信息及进行健康教育，如病人即将面临痛苦的检查或治疗，可能出现焦虑、恐惧及不安的感觉，护士应仔细观察病人的表现，及时给予指导、安慰、讲解注意事项。一些长期住院、伤残、失去工作或生活能力的病人，容易情绪低落，甚至可能会产生轻生的念头，护士应经常与此类病人沟通，及时了解病人的感情及心理变化，并应用社会心理学为病人提供护理，帮助他们尽快康复，尽量做到生活自理，达到心理平衡，尽量使病人在有残障的情况下也能保持良好的生活质量。

5. 对病人提供的信息保密　有时为了治疗及护理的需要，病人需要将一些有关个人隐私告诉护士。护士在任何条件下，都要保证对病人的隐私保密。除非某些特殊的原因要将病人的隐私告诉他人时，也要征得病人的同意。如果病人的隐私对康复没有影响，绝不应向其他人扩散或泄露别人的秘密。

（二）特殊情况下的沟通技巧

护理工作中经常出现一些特殊情况，给护患沟通带来困难，护理人员应有效地运用沟通技巧给患者以帮助。

1. 愤怒的患者　患者发怒并指责护士时，护理人员首先保持沉默、冷静，沟通重点是倾听患者的感受，理解患者的愤怒和痛苦。视患者的愤怒、生气为一种健康的适应反应，切忌不可采取回击或指责性行为，尽量为其提供发泄的机会，使其充分表达及发泄自己的焦虑及其他情绪，然后帮助患者分析原因，一般病人痛苦，愤怒都有一定原因。多数情况下不是病人无端的指责护士或其他医务人员，而是病人知道自己患了某些严重的疾病，感受到了身心的痛苦，以愤怒来发泄自己的害怕、悲哀、焦虑或不安全感。护士应视病人的愤怒、生气为一种正常的反应，多去倾听病人的感受及愤怒的原因，遇到困难和问题作出理性反应，正确引导患者，重视和满足他们的需求使其减轻愤怒的情绪，身心恢复平衡。

2. 要求过高的患者　这类患者对别人的要求高，对周围的一切都抱怨。一般来说，患者可能认为自己患病后没有得到重视和同情，从而以苛求的方法来唤起别人的重视，特别是长期住院的患者更是如此。护理人员应理解患者的行为，多与患者沟通，满足患者的合理要求，必要时，可以在对患者表示热情和理解的同时，对其要求做出一些限制。

3. 悲哀的患者　患者在悲哀时应允许其表达自己的情感，在愿意独处的情况下，可以为其提供一个安静的空间，让其尽情发泄内心的不畅，应用鼓励、倾听、移情、沉默、触摸等技巧对患者表示理解、关心和支持，尽可能地理解患者、帮助患者，使其恢复平静。

4. 抑郁的患者　抑郁的患者一般表现为反应迟钝，说话语速慢，注意力难以集中。对患者的反应要多一点关注，交谈时注意态度要亲切、和蔼，多去关心体贴患者，提出的问题要简单，使患者感受到护士的关怀及重视。

5. 与病情危重的患者沟通　病情危重的患者，身体处于极度虚弱状态，应尽量少交谈，多用非语言行为传递信息。如果患者有交谈愿望时，语言应尽量精简，时间宜短。对无意识的患者，可以适当地增加刺激，如触摸病人，与病人交谈，来观察病人是否有反应。

6. 感知觉有障碍的患者　患者感知觉的下降或丧失会给沟通带来影响，护理人员应学会与此类患者沟通。如对听力有障碍的患者，交谈中可以略提高声音，护士可以应用非语言的沟通技巧如面部表情、手势或应用书面语言、图片等和病人沟通。对视力障碍者，在走近或离开患者时，都要告诉患者，并告知你的名字，及时对对方所听到的声音做出解释，可以用触摸的方式，让患者感受到护士的关心，不要使用患者不能感知的非语言信息沟通，对有语言障碍的患者，因对方无法表达而应尽量使用一些简短的句子，可以用"是"或"不是"、摇头或点头来回答，给对方充分的时间，态度要缓和，不可过急，也可以用文字交流。

第二节 护理人员与患者家属的人际沟通

案例 10-4

患者李某，是某大型企业领导，被检查脑瘤住院，住院期间其家人、同事、下属等多人去看望探视，每天病房探视者人来人往，聚集众多陪护影响护理治疗，护士要求探视人员不得过多，时间应短，可家属就是不理解，他们认为此刻患者需要的是来自更多人的关心。别人来探视患者表示关心，他们这是出于慰问的好意，家人不应拒绝。手术之前护士再次嘱咐其家人病人不应该让大量人员前来探望，病人需要保持休息和稳定的情绪。但其家属紧张焦虑担心患者能否手术成功，能否安全从手术台上下来。仍然执意要求手术前再去探望鼓励患者。

问题：

患者的要求正确吗？我们应如何处理好与患者家属的关系？

案例分析

对于患者家属对患者担心和焦虑，护士应理解，并给予患者家属耐心的解释，让家属理解以病人治疗为中心，根据病人的病情，让病人充分休息，避免情绪波动很重要，而且护士应耐心解释医院有探视时间和治疗护理的时间的规定，护士应和家属耐心沟通，让家属理解探视过多会影响病人休息和治疗，最终达到其家属能够遵循医院规章制度，能够做到以院内患者为中心配合医院的护理和治疗。

护士不仅要与患者保持良好的沟通关系，还应与患者家属保持良好的关系，患者家属是沟通和联络患者感情，调整护患关系的纽带，通过与患者家属的沟通，护士可以得到更多有关患者的信息，更有利于护理计划的制定和实施。护理工作对患者的要求，在许多情况下是通过家属进行的，特别是遇到一些特殊的患者，如聋哑人、婴幼儿患者、高龄患者、重危患者、昏迷患者、精神病患者等。患者家属在提高医疗效果和促进患者康复的过程中起着不可忽视的重要作用。

一、患者家属的角色特征

疾病的降临，不仅给患者带来痛苦和打击，而且影响着患者家庭，特别是家庭主要成员患病后，影响更是重大。为了照顾和支持患者，家庭成员的角色功能也相应调整。作为患者家属，其角色特征主要有以下四方面。

（一）患者原有家庭角色功能的代替者

每个人在家庭中的角色是相对固定的，并履行着一定的角色功能。一旦患病后，他所承担的角色功能必然由其他家庭成员来代替或分担。家庭其他成员如果能够迅速承担病人原有的角色功能，就能使病人尽快地消除患病后的心理压力，尽快进入病人角色，安心治病。

（二）患者病痛的共同承受者

患者的痛苦，无不牵动每一位家庭成员，也会给患者家属带来巨大的痛苦。尤其是对于突发事件导致的危重病人或绝症病人家属，按照医疗保护的惯例，对于心理承受能力较差的病人，医护人员常常采取"越过式沟通"，将患者的病情和预后先告诉家属。因此，亲属首先更早要承受精神上的打击，并且还要将打击藏在心里，不在病人面前表露。

（三）患者的心理支持者

病人患病后容易出现焦虑、恐惧等心理问题，需要有人给予排解和安慰，而病人家属就是帮助病人稳定情绪，排除心理干扰的最合适人选，有着其他人无法替代的作用。

（四）患者生活的照顾者和支持者

由于疾病的严重程度不同，病人的生活自理能力也受到不同程度的影响，如脑梗病人一侧肢体功能丧失，心梗病人需要绝对卧床休息等，因此在病人住院期间或出院以后一段相当长的时间里，病人家属都会义不容辞地承担照顾病人生活的责任，帮助病人渡过生活不能自理的困境。但病人在护理工作中，不能因为病人家属承担了照顾病人的责任，护士就可以把自己的工作推给病人家属，更不能让病人家属取代护士工作，而应减少病人家属对病人的直接护理，减少陪护人员。

（五）患者治疗过程的参与者

整体护理需要病人的积极配合和参与。但如果遇到一些特殊病人，如婴幼儿病人、高龄病人、危重病人、精神病病人等不能自主参与治疗护理时，就需要病人家属的积极参与和配合，有利于疾病的诊断和护理计划的制定。

二、护士与患者家属的关系冲突

在护理过程中护士二十四小时在班，与患者的陪护及探视者接触也最多，在交往中难免出现这样和那样的矛盾和分歧。主要表现在以下几个方面。

（一）家属要求陪护与病室管理的冲突

病人家属出于对病人的关心和对亲人住院的不放心，常常要求留在医院陪护病人，但医院管理制度中又对家属陪护有严格的限制，陪护多了，既增加医院内感染的机会，同时也影响病房的规范管理。如果护士在管理过程中不能耐心解释、合理疏导，而是态度粗暴、横加指责，就可能引起关系冲突。

（二）家属探视过多与患者休息的冲突

患者的家属、亲友和单位的同事等频繁来院探视，影响患者及同室患者的休息。一些探视者只顾表达个人情感，忘记了医院是患者治疗和康复的场所而高谈阔论，没有时间概念等，护理人员出面劝阻，探视者常常感到护理人员无情或苛刻，不懂"感情"，常出现干涉无效的情况，护理人员则感到厌烦，于是双方心里都不愉快，有时为此产生矛盾。

（三）家属希望探视与治疗护理的冲突

家属适当的探视有利于增强病人战胜疾病的信心，但频繁探视，不仅会影响同病室病人的休息，而且会干扰医院的正常工作秩序，影响正常的治疗护理工作，为了保证医疗护理工作正常有序进行，护士会适当控制病人家属的探视次数和探视时间，但有的病人家属对此并不了解，一家老小把病室挤得水泄不通，在病室里高声喧哗，影响正常的医疗护理工作，当护理人员进行管理时，探视者常常不能很好地配合，这就难免产生矛盾和冲突。

（四）家属询问过多与繁忙护理工作的冲突

患者亲友出于对病人的关心，常常向护理人员询问与患者疾病有关的问题，例如，患者的病情严重不严重？病人有危险吗？这种疾病目前有什么好的治疗方法？在饮食方面应该注意什么？预后如何等等问题，有些护士因工作繁忙不能及时地、耐心地回答患者家属的问题，有些护士因对护理工作的职业态度不同，对于患者家属的提问采取消极冷漠的态度，或者敷衍了事，或者干脆推脱，"你还是去问医生吧！"给人以不负责任、冷若冰霜的感觉，因而就可能引起护士与病人家属之间的关系冲突。

三、护士在与患者家属沟通中的角色

护士与患者家属建立关系并进行有效地交往与沟通，目的在于指导患者家属很好地承担起自己的角色功能，支持与配合对患者的治疗，帮助患者早日康复或平静地面对死亡。护士在与患者家属建立良好关系时能发挥主导性作用。

（一）热情的接待者

病人入院后，往往家属会经常探望病人，护士应热情接待患者亲属，在接待过程中，护士应主动向病人家属介绍医院环境和有关规章制度，交代探视时应注意的问题，询问是否需要帮助，使病人家属有一种被尊重，被接纳的感觉，从而主动与护士一起承担对病人照顾的角色功能。

（二）主动的介绍者

病人家属到医院探视是为了安慰病人和了解病人的治疗护理情况。护士应理解病人家属的这种心情，主动向他们介绍病人的诊疗情况以减轻他们紧张焦虑的心情，以便病人家属提前做好安排。当病人病情发生变化或恶化时，护士应及时向病人家属通报情况，冷静耐心地做好解释工作，并对他们表示关心与支持，以取得病人家属的信任与理解。

（三）耐心的解答者

护士应根据自己掌握的专业知识和临床经验耐心解答病人家属提出的问题，把解答病人家属的询问作为建立良好护患关系的重要内容，以解除病人家属紧张焦虑心理，促进护患关系的协调发展。

（四）热心的帮助者

疾病使病人的家庭面临新的困难，希望能在住院期间得到护士的帮助和支持。如果护士能了解病人家属的困难，向他们表示理解和同情，并主动为他们提供帮助，病人家属就会非常感激，就容易在护患间建立和谐的关系。也有少数病人家属由于长期照顾病人，自己和家庭的正常生活秩序都被打乱，从而产生疲惫心理，加上因病人住院治疗引起的经济紧张问题，可能会对病人产生厌烦、冷漠的情绪，如果将这种情绪流露给病人，就会增加病人的心理压力。遇到这种情况，护士应耐心细致地做好病人家属的思想工作，使他们能够正确对待病人的疾病，并继续协同护士稳定病人的情绪，使病人能够安心地接受治疗。

（五）护理的指导者

一般情况下，病人家属都愿意与护士一起共同承担照顾病人的工作，但是多数病人家属并不具备医疗护理知识，不知道该如何照顾病人，这就要求护士对他们进行正确的指导，尤其是对即将出院的病人，护士应主动与病人家属进行沟通，与他们一起拟定病人出院后的康复计划，指导他们按照计划帮助病人继续治疗和休养。

四、影响护士与患者家属关系的主要因素

（一）角色期望冲突

患者家属往往因亲人的病情承受不同程度的心理压力，他们对医护人员的期望值过高，希望医护人员妙手回春，药到病除，要求护士有求必应，随叫随到，然而护理工作的繁忙，护士人手的紧缺等临床现状难以满足患者家属所有心理和情感上需要，因此家属对个别护士不良工作态度会产生意见，从而引发护士与患者家属之间产生矛盾。

（二）角色责任模糊

在护理患者的过程中，家属和护士应密切配合，共同为患者提供心理上的支持，生活上的照顾。然而部分家属将全部责任，包括一切生活照顾推给护士，自己当起了监督护士的角色，个别护士也将本应该自己完成的工作交给家属，从而严重影响了护理质量的提高，甚至造成了护理差错和护理事故的发生，最终引发护士与患者家属之间矛盾的产生。

（三）经济压力过重

当患者家属花费了高额的医疗费用，却未见明显的治疗效果，对医护人员产生不满情绪，从而引发护士与患者家属间的冲突。

五、护士在促进护士与患者家属关系中的作用

1. 尊重患者家属　护士应尊重所有患者家属，并给予必要的帮助和指导。
2. 指导患者家属　指导患者家属参与患者治疗和护理的过程。
3. 给予心理支持　护士应体谅、理解、同情患者家属的处境，帮助患者家属正确认识亲人疾病，提供心理方面的支持，减轻家属的心理负担。

第三节　护理人员与医院其他工作人员的人际沟通

案例 10-5

护理人员小李是一名护士，工作十分繁忙。这天她正在写病历，王医生要求她帮忙抄医嘱。

医生："李护士，我有医嘱，请你帮我抄一下。"

护士："对不起，我写完这份病历还要给5床的患者护理，实在没时间，你的医嘱自己写吧。"

医生："护士写什么病历，写病历是医生的事。"

护士："我们正在开展整体护理，医嘱你们医生可以自己写。"

医生："你这护士是怎么当的，让你做什么你就做什么，哪来那么多话呀。"

护士："护士怎么了，护士也有自己的工作啊。"

两人你一句，他一句，争吵起来。

问题：

王医生和李护士发生冲突的原因是什么？遇到这种情况，你应怎样处理与王医生的关系？

案例分析

王医生与李护士发生冲突的原因有二：一是由于医生不够了解整体护理以及护士新的角色功能而造成医护矛盾。二是由于护理人员工作繁忙，导致情绪不稳定、情感脆弱、急躁和紧张不安，容易发脾气、不冷静，甚至与人发生争执。护士与医生是临床工作中的两支主力军，处理好医护关系是保证医疗工作的高效率运转及提高服务水平的重要保障。因此，护理人员应该主动宣传护理的专业特征，以得到其他医务人员的了解和协助。医护人员在沟通交际中，应相互尊重、以诚相待、加强沟通、真诚合作。

以患者为中心，实施整体护理，为患者提供优质护理服务是医院的系统工程，需要医院全员的支持与参与，整体协调合作的要求愈来愈高。护理人员是医院整体中的一部分，与其他医务工作人员工作接触甚为紧密。关系协作得如何，直接影响到医疗任务的完成和医疗护理质量的提高，只有有效沟通，才能发挥配合作用。因此，护理人员应主动做好这方面的沟通。

一、护理人员与医生的人际沟通

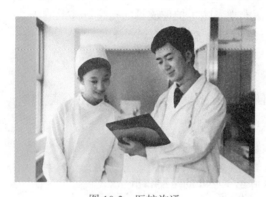

图 10-2　医护沟通

现代医院是一个以患者为中心的健康服务群体，在这个群体中，护士是唯一能为患者进行 24 小时服务的监护人员，护士几乎每时每刻都要对住院患者的健康和安全承担责任，护士不仅为患者提供医生下达医嘱的治疗性活动，还要协助患者进行各种检查，帮助患者解决困难，维护患者权益，护理人员按照护理程序在为患者提供整体护理时，也需要其他医务人员协作和配合。因此护士应与服务患者的所有医务人员进行沟通和协调，通力合作、齐心协力、密切配合才能顺利完成工作任务（图 10-2）。

（一）医护关系模式

医疗和护理工作是临床工作的核心，在医务人员的相互关系中，护理人员与医生的关系最为密切。随着医学模式的转变，医护关系已由传统的"主导 - 从属型"向现代的"独立 - 协作型"转变。

1. 主导 - 从属型　受传统医学模式的影响，护理活动都是以疾病为中心，护理工作只是医生的附属，护理课程设置完全按照医学模式，护理尚未护成独立的学科，护理工作只是医生的助手，是医生工作的附属，护士的工作只是机械地执行医嘱。相互之间是支配与被支配的关系，形成了主导 - 从属的医护关系模式。

2. 独立 - 协作型　随着社会的发展，人们对疾病和健康的认识发生了根本性的变化，从以单纯地执行医嘱的疾病护理和以患者为中心的护理，发展到以人为中心的系统化整体护理，护理学成为了一门独立的学科，护士也从单一的照顾者角色向多功能角色转变，形成了与医生相互合作，共同发挥的作用。原来的医护关系已被独立 - 协作型关系所代替。医疗护理两者关系特点如下。

（1）医疗与护理专业相对独立：在医疗护理过程中医生与护士各司其职。在治疗过程中，医生起主要作用，是疾病诊断治疗的主导者，在护理过程中，护士发挥着主导作用，护士从患者的生理、心理、社会、文化等各方面护理需求出发为其提供整体性护理。医疗与护理各自独立，各有主次，医生与护士在各自的主业领域中发挥着重要的主导作用。

（2）医疗与护理专业相互协作：医疗与护理虽然各自独立，但是只有双方密切配合，相互依存，相互促进，发挥各自的业务优势，才能保证患者诊治与护理工作的顺利进行，促进服务对象的康复。医疗护理相互依存，相互促进，没有医生的诊断治疗，护理工作无从谈起，没有护士的护理，医生的诊治方案也无法落实。

（二）医护关系的影响因素

医护与护士受各自专业的影响，在交往过程中，会因各自价值观、专业角色等的不同，出现理解分歧，从而影响人际关系。

1. **角色压力过重**　护理人员在健康服务群体中有自己独立的角色功能，并在护理工作范围内承担责任。目前许多医院的医护比例失调甚至倒置，医生满员或超编，护士缺额严重，岗位职责不合理、忙闲不均等，这些都会造成护理人员负担过重而影响与其他医务人员的关系。如工作繁忙的护理人员常常变得情绪不稳定、情感脆弱、急躁和紧张不安，容易发脾气、不冷静，甚至与人发生争执。

2. **角色理解欠缺**　医疗和护理是两个不同的专业，有各自不同的学科体系，在教育教学相对独立的情况下，双方缺乏专业了解，特别是在专业发展较快和变革迅速的情况下，若双方缺乏沟通交流，更易造成专业理解问题。

3. **角色权利争议**　医护人员在自己职责范围内都有着自己的自主权，但在某些情况下，医务人员常常会觉得自主权受到侵犯，因而产生矛盾冲突。比如当护理人员和医生对于医嘱有不同看法时，便会产生自主权的争议。医生认为立医嘱是医生的事，医生会对此负责，无须护理人员干预，而护士则认为自己有权对不妥当的医嘱提出意见，医生不该拒绝。另外，当医生和护理人员对同一患者病情观点不一致时，或者当有经验的护理人员对缺乏经验的年轻医生的处理有异议时都可能产生自主权争议。

4. **角色利益冲突**　医生和护士都是医院的主力军，当两者的利益分配不均时，便会产生利益之争，引起医护冲突。

（三）促进医护关系的方法

护士与医生是临床医疗实践中的两支主力军，处理好医护关系是保证医疗工作高效运转及提高服务水平的重要保障。医护通过相互理解和沟通可以解决医护之间的矛盾和冲突，虽然这不是护士单方面的责任，但护士可以通过自己的努力，在医疗环境中发挥主导和积极的作用以建立和谐良好的护患关系。

1. **相互尊重专业自主权**　医生与护士是平等合作的关系，护士应多了解各科室的特点，特别是与护理工作密切相关的专业特点，而医生也应主动了解护理工作的特点，尊重护理专业的自主性，从而主动配合对方的工作。

2. 相互理解，真诚合作　医生与护士是平等合作的关系，其工作的目的都是促进服务对象的健康，任何一方都不能轻视，贬低另一方，在合作过程中应相互理解对方工作的难处，相互体谅，换位思考。

3. 宣传护理专业特点　虽然医疗与护理关系密切，联系广泛，但并不是所有医生都能了解护理专业的特点，因此，需要护士主动进行宣传，随时与医生沟通，增加医生对护理专业的支持和理解，消除误会与偏见。

4. 坚持原则，适当解释　医护人员在工作中面对治疗及护理问题时，所处的专业角色不同，常会产生不同的看法及意见，甚至争议，而解决这些问题的基本原则是保护服务对象的利益与安全。因此，护士应坚持原则，遇到问题不轻易迁就姑息，以诚恳的态度，选择合适的场所，耐心说明原因，做好解释工作。

二、护理人员之间的人际沟通

案例 10-6

护士小王和护士小李是同一年进的单位，在大学时，她们就是同学，比较要好。但是小王性情急躁，工作丢三落四；小李性格沉稳，工作仔细，有上进心。两年以后，小李因表现优异，被提为护士长，而小王还在原地踏步。小王心里很不痛快，心想："凭什么一起参加工作，她就提岗了，我就不能提岗。"这天，小李给小王安排上周一的夜班，小王知道了，找小李说："周一我有事，能不能周二上夜班。"

小李："不行，周二安排给别的同事了，你说得太晚了。"

小王："凭啥？！我就要在周二上，你必须给我安排！"

小李："确实没法安排了！要换你自己找人换去吧！"

小王："哼！当护士长就了不起了！排班换班不是你说了算吗？"

两人你一句我一句，言语发生了不愉快的争吵。

案例分析

此案例中护士小王与护士长小李因班次问题发生矛盾，双方缺乏相互理解，护士长应多体谅护士的难处，对下属一视同仁，多去给予生活上的关心。尽量满足护士们的需求，护士也要以集体为重，尽量配合服从护士长的特殊工作安排管理，理解科室人手少任务重的繁忙工作。双方增进理解加强心灵沟通，相互体谅与支持，齐心协力共促团队协作，确保良好护际关系的发展。

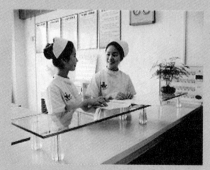

图 10-3　护际沟通

在医疗护理工作中，护理人员之间的人际交往关系，叫作护际关系。护际沟通是指护理人员之间的交往与沟通。对护理群体而言，处理好护际关系也是至关重要的，和谐的护际关系也是营造良好工作环境，保持护士身心健康，提高护理质量的重要因素（图 10-3）。

（一）护理人员的交往心理及矛盾

护际交往过程中由于护士的知识水平、工作经历、工作职责各不相同，会产生不同的心理状态，往往导致各种矛盾冲突，主要表现在以下几个方面。

1. 护士与护士长的交往心理及矛盾

（1）交往心理：不同年龄段的护士有不同的交往心理。①年轻护士思想活跃，精力充沛，求知欲强，希望能受到赏识，得到学习、进修的机会。②中年护士身强力盛，有较丰富的临床经验和充沛的精力，在与护士长的交往中，她们希望得到护士长的重用，发挥她们的优势。③老年护士经验丰富，在与护士长的交往过程中，希望护士长能尊重她们，理解她们年龄大、动作慢的生理特点，充分认识她们工作经验丰富的优势，在工作安排上根据她们的特点和优势，适当地给予照顾。④护士长希望护理人员能很好地贯彻自己的工作意图，妥善安排好自己的家庭、生活和学习，顺利完成各项护理任务。

（2）交往矛盾：①工作时间分配不合理，工作量、班次分配不公平等矛盾。②在管理方面上级规定的考评标准与护理人员实际工作质量的差距，会在护士长和护士工作中产生交往矛盾。护士长严格按护理质量标准进行考评，可能引起有些护理人员的不满。③相互之间缺少理解，有些护士不体谅护士长工作的难处，以自我为中心，服从意识差；少数护士长对老年护士不够尊重，对长期请假的护士冷漠、关心不够。对工作能力强的护理人员偏爱亲近，对工作能力差的护理人员，一味指责，或者只顾抓工作不关心护理人员的需要等，这些均可造成护士与护士长之间的人际冲突。

2. 护士与护士的交往心理及矛盾

（1）交往心理：①竞争：护士间互不示弱，争强好胜，比学习、比业务、比技术、互不服气。②嫉妒：少数护士嫉妒他人取得的工作成绩，利用一切机会冷嘲热讽，甚至打击他人。

（2）交往矛盾：①不同年龄、性格，以及工作能力之间的矛盾：有的年资高的护士以经验丰富自居，看不起中青年护士；而中青年护士拥有精力充沛、反应灵敏、动作迅速的特点，容易接受新思想、新观念，她们认为年资高的护士墨守成规，不易接受新事物，爱唠叨，动作慢等，而不愿与她们合作。②不同知识结构护士的矛盾：越来越多具有本科或研究生学历的护士进入护理工作岗位，她们当中有部分人以自己的高学历为荣，不愿意与中专学历的护士交往，也不愿从事基础护理工作。虽然一些中老年护士学历不高，但具有较强的实际工作能力，对高学历护士的孤芳自赏不屑一顾，也不太愿意与她们交往。③新老护士之间的矛盾：新护士初入社会，涉世不深，业务不熟，如过高评价自己的能力，不尊重老年护士，可能引起老年护士的不满；而老年护士则以自己经验丰富、工龄长、资格老、职务或职称高而自居，排斥新的护士。④相同年龄、资历护士间的矛盾：这类护士之间的人际矛盾较多地表现在工作上的互不协作或互不服气，互相嫉妒、排斥。个别护士因关系不和，上班时彼此不帮忙，交接班时不认真，险情隐患不介绍，治疗护理不交代，有的甚至不直接讲话，而用纸条交换班。青年护士都是同龄人，有的工作能力强，瞧不起工作能力差的，而工作能力较差的，又嫉妒工作能力较强的，加上年轻人一般个性较强，往往为一些小事发生争执，影响彼此间的人际交往。

3. 护士与实习护士的交往心理及矛盾

（1）交往心理：①带教护士希望实习护士具有良好的思想政治素质和道德修养，专业知识扎实，工作主动、小心谨慎、勤学好问，尽快掌握护理操作技术。②实习护士则希望带教护士医德高尚、精通业务、待人真诚热情、耐心指导，并希望有更多动手的实践操作机会。

（2）交往矛盾：护理人员与实习护士间的人际交往一般较好，但有时也会有一些矛盾。带教护士往往喜欢有礼貌、能吃苦、勤快、思绪敏捷、聪明灵活、学习成绩好、动手能力强的学生，而对一些接受能力差的实习护士往往表现得不耐心，批评指责较多，甚至对一般的护理技术操作也不够放心，使之动手机会较少，不仅使他们失去学习兴趣和信心，而且师生之间产生矛盾和冲突。有的实习护士傲慢、不虚心，自以为有本事，似懂非懂，不尊重带教老师，造成一些差错事故，给带教老师增加心理压力，甚至出现不愿意带实习学生的状况。

4. 护士与护理员的交往心理及矛盾

（1）交往心理：就目前医院情况来看，护理员或护工大多是未经过卫生学校正规培训的人员，有的是待业青年，有的是下岗女工，有的是医院职工的家属，她们不仅缺乏护理知识，而且对护理工作的重要性认识不足，体验不深，缺乏主人翁思想，在与护士交往中，往往处于被动地位。她们希望护士能教她们一些基本的医学知识，能尊重她们的劳动，提高她们在患者面前的威望，不愿被人随意打发、指使。护士则希望护理员能掌握一些临床护理基础知识，在搞好病区卫生、供应好饮食工作之外，能主动协助护士做一些力所能及的工作，减轻护士的工作压力。

（2）交往矛盾：少数护士与护理员出现分工不协作的现象，有时还会出现互相挑剔、互相指责的状况。

（二）护际关系沟通技巧

1. 护士与护士间的沟通　护理人员内部的沟通是以相互理解、尊重、友爱、帮助、协作为基本前提，级别高、年龄大的护理人员应互相学习，多关心、帮助、支持级别低、年龄小的护理人员和实习护士，取长补短。年轻护理人员应尊重年龄大、级别高的护理人员，接受他们指导与分配的工作，虚心求教；对于健康欠佳者，应给予理解、同情和帮助；正确对待和处理工作中的疏忽、差错，要敢于承担责任，切不可嫁祸于人；避免在他人面前谈论别的护士，揭他人之短，议论他人私生活，吹嘘自己，贬低他人、诽谤他人等，即便是患者打听，也应婉言回避。

2. 护士长与护士之间的沟通　护士长是病区护理管理工作的组织者和指挥者，也是护理人员间相互关系的协调者，是护理人员群体关系的核心人物。应该做到以下几点。

（1）要严于律己，率先垂范，公平公正，真诚、热情、宽容大度。

（2）在人际管理上以"情感式"管理替代"专制命令式"管理，平易近人，尊重下属的人格，多与护士交心、谈心。

（3）注意激励机制下的沟通技巧，善于赞扬护理人员，要肯定成绩，不要专挑"毛病"，即便发现工作中的不足，亦应注意沟通的技巧，尽量避免当众批评、训斥，并注意批评的技巧。

（4）工作之余进行家庭访视，关心护理人员的生活、工作、健康、家庭及学习，并可通过联谊会、游玩、家庭聚会等非正式沟通方式，努力营造一种团结协作的气氛，建立一个富有凝聚力的集体，使每位护理人员产生温暖感、方向感，增强集体荣誉感和责任心。护理人员也要体谅护士长工作的艰辛，尊重领导，服从管理，支持护士长的工作，要明确自己工作的目的是帮助患者恢复健康，而不是为某一个人工作，要建立良好的护际关系。

链 接

护理管理的技巧

心理学家认为，外来的刺激与心理活动是人的行为产生的原因。心理需要与工作效率之间的关系最为重要。因此，护理管理者应注意利用人的上进心和荣誉心理，激发下属护理人员奋发努力，充分发挥内在潜力。

三、促进护际关系方法

护际关系是护士良好修养与工作状态的重要标志，护士之间应相互尊重配合以创造良好的工作氛围。

（一）建立和谐民主的人际关系

护士长和护士之间应相互理解和尊重护士长护士虽然是上下级的关系，但在人际交往中是平等的护士长不仅对护士的工作严格要求，也要对护士的生活需求进行关心照顾，提高自身在护理团队中的亲和力感召力，树立个人威信。此外护士长应严于律己，以身作则，一视同仁，了解每位护士的个性特征与特长，设身处地地为护士着想，多用非权力性因素去感染下属，作为普通护士也应体谅护士长工作的艰辛与难处，尊重领导，服从管理，明确工作的目的，顺利实行各项护理服务。

（二）建立团结协作工作关系

各层护士之间要相互关心。相互帮助，护士与实习护士要互帮互学，教学相长，护士与护理员之间的要相互理解配合，主动提供帮助。新老护士之间应相互尊重、学习，在护理实践中做好传、帮、带工作。总之，不同级别护士在自己职权范围内工作，但不可忽视彼此间的思想交流，信息沟通，护士长也应充分发挥护际关系枢纽作用保证护理工作井然有序地进行。

在护理工作中，护士同患者、患者家属及其他的医护人员等建立起复杂的人际关系，处理好这些关系是顺利开展各项护理工作的前提，特别是处理好护士与患者的关系，是促进患者康复的关键，也直接影响其他关系的建立和发展。本章围绕护患关系这一关键词，探讨其内容、性质和特点、模式、发展过程、影响因素及常见的护患冲突，运用沟通技巧，建立良好的护患关系，使护患沟通能够在信任、安全、和谐、舒适的气氛中顺畅地进行。

思 考 题

1. 简述护患关系的基本内容。
2. 在护理实践中应如何运用护患关系的基本模式？
3. 讨论护士如何才能与患者建立良好的护患关系？
4. 阐述解决护患关系冲突的沟通技巧。
5. 常见护士与患者家属的关系冲突包括哪几个方面？
6. 简述护士在促进护士与患者家属关系中的作用。
7. 护士与护士之间，护士与护士长之间的交往矛盾有哪些？

第十一章 治疗性沟通

学习目标

熟记治疗性沟通的概念。

说出治疗性沟通的特征。

举例说明影响治疗性沟通的因素。

描述治疗性沟通过程的要点。

阐述与特殊患者的沟通方法。

阐述与特殊情绪状态下患者的沟通方法。

第一节 治疗性沟通的概述

案例 11-1

默不作声的王女士

患者王女士，55岁，因宫颈癌晚期住肿瘤病房。护士给王女士做常规会阴冲洗。

护士："阿姨您好！今天感觉怎么样啊？"

王女士："感觉好多了，可我不知道能不能完全康复。我今天感觉我爱人有点和平时不太一样，居然给我买了玫瑰花，他从来没给我买过玫瑰花，我也埋怨了好几次，他也没给买过，可今天这是怎么了？"

护士："阿姨您快准备一下，我要给您做会阴冲洗了。对了，您爱人给买了花啊，真漂亮！"

王女士默不作声。

问题： 1. 你认为这位护士的沟通恰当吗？

2. 若不恰当，影响护患沟通的因素是什么？护士应该怎样做？

一、治疗性沟通的概念

治疗性沟通是指护士根据护理对象的身心需要，有计划、有意识地通过自己的语言和行为，来影响和帮助护理对象，以满足其身心、社会需要，达到恢复健康的治疗性行为手段和专业性沟通技巧。

治疗性沟通是一般性沟通在护理实践中的具体应用，其信息发出者是护士，接收者是患者。沟通的内容属于护理范畴内与健康有关的专业性内容，包括了医院、家庭和社区中所有与健康照顾有关的内容。治疗性沟通有别于一般性沟通，主要内容见表 11-1。

表 11-1 治疗性沟通与一般人际沟通的区别

要点	治疗性沟通	一般人际沟通
目的	确定护理问题，进行健康指导	加深了解，促进友谊
地位	以患者为中心	双方同等
结果	解决护理问题，促进护理关系	可有可无

续表

要点	治疗性沟通	一般人际沟通
场所	医院、社区、家庭等与健康有关场所	无限制
内容	与健康有关的信息	无限制
针对性	强，非常明确	不一定或不明确
需要性	护理对象需要的	沟通双方不一定需要

二、治疗性沟通的特征

治疗性沟通的特征体现在沟通的目的、原则和作用上。护士与护理对象进行治疗性沟通时，应达到沟通的目的、遵循沟通的原则，起到沟通的治疗作用。

（一）目的

治疗性沟通的目的主要是为了更好地解决患者的健康问题。它也是向患者提供健康服务的重要手段，其沟通的具体内容有：

1. 建立融洽的护患关系，有利于治疗与护理工作的顺利完成。
2. 收集病人资料，评估患者需要，明确健康问题。
3. 共同商定治疗护理方案，使患者积极主动地配合，达到事半功倍的效果。
4. 与病人沟通讨论，明确治疗护理目标。
5. 健康知识宣教，提高病人健康意识和自我护理能力。
6. 了解患者心理社会问题，满足其身心需要。

（二）原则

1. 目的性、针对性原则　是在评估患者各种需求的基础上进行有计划、有意识地沟通，应始终围绕患者的身心健康需求而展开。
2. 治疗性原则　是在不违背医疗护理原则下沟通，沟通应起到治疗作用。
3. 融洽性原则　恰当运用沟通技巧，使护患双方融洽相处，意见一致。
4. 平等尊重的原则　护患双方沟通时应该是平等的、相互尊重的关系。在这种平等关系下，互相尊重的沟通，不但能达到应有的治疗效果，而且还会给护患双方带来意外的收获。
5. 易懂原则　交谈时应根据患者的年龄、职业、文化程度、社会角色等特点，运用不同的沟通方式，使治疗性沟通的内容通俗易懂，便于患者理解和接受。

（三）作用

治疗性沟通是通过医护人员的语言或行为，对患者进行有意识、有计划的影响和帮助。一般有以下作用：

1. 支持和帮助的作用　由于所要沟通的内容是事先通过评估而得到的，是患者急需要解决的健康和治疗的问题。这种目标明确的沟通，可以起到有针对性的支持和帮助作用。
2. 交通枢纽和桥梁的作用　在患者的求医行为和医护人员的行医行为之间，建立起治疗性沟通的桥梁。在这种桥梁的作用下，患者得到了实现健康需要的沟通，护理人员得到的实现职业理想的沟通，从而使护患双方的社会价值与人生价值得以实现。

3．确定医疗护理方案的作用 制定医护方案，需要护患间的沟通。行之有效的治疗性沟通，既维护了患者选择医护方案的权利，又维护了医疗护理方案的行使权。

4．遵医行为的指导作用 护理人员按照患者的心愿进行沟通，指导患者的遵医行为，充分发挥患者的积极主动性，使其自觉配合医疗和护理，不但有利于患者的康复、治疗和护理，而且有利于医疗护理方案的顺利执行。如某糖尿病患者，不知道如何控制饮食，住院期间经护理人员的健康宣教，了解糖尿病的相关知识，并参与制定食谱，出院以后严格遵守糖尿病饮食，并收到了良好的治疗效果。

5．战胜疾病信心的作用 由于疾病的痛苦和难以估计的预后，对检查及治疗手段的恐惧，对医院环境的陌生等原因，患者会产生焦虑、恐惧、悲观、失望甚至出现自杀念头，后果不堪设想。对患者的治愈和康复十分不利，严重影响治疗和护理效果。护士通过治疗中的信息传递和行为干预，耐心倾听，鼓励、疏导患者表达真实感受，从而减轻患者的不良情绪；通过恰当的解释和说明，并调动患者的家属、单位等社会支持系统的力量，使患者树立战胜疾病的信心。

6．预防、化解医疗纠纷的作用 近年来，医疗纠纷呈上升趋势，护士压力加大。调查显示，80%的医疗纠纷和投诉是由于沟通不良引起的。因此，对护士而言，除严格遵守操作规程外，良好的治疗性沟通将能更好地满足患者的各种需要，更能得到患者的理解，从而有效地预防和化解医疗纠纷。

三、影响治疗性沟通的因素

治疗性沟通障碍的因素主要来自医疗护理人员和患者两个方面。

（一）医护因素

医护因素是影响护患间治疗性沟通的主要因素。常见的有以下几个方面。

1．非技术因素 主要表现在以下几个方面：

（1）工作责任心不强，服务态度冷淡，语言生硬，难以让人接受。

（2）无同情心，厌烦患者的病体和痛苦呻吟，对患者的痛苦和濒临死亡状态反应麻木。在行使护理操作时，缺乏必要的说明和解释。

（3）爱病不爱人。个别护理人员抱有探索心理，把患者视为自己研究探索的对象，喜欢患者患的病，不喜欢患病的人。

2．技术因素 丰富的专业知识、娴熟的护理技术是护士与患者进行有效地治疗性沟通的重要保证。如果护士知识匮乏，临床经验不丰富，缺乏过硬的操作技术，那么在实施护理过程中，会给患者造成不必要的痛苦和麻烦，也会影响患者对护士的信任，造成护患关系紧张和恶化，甚至使患者产生敌对情绪，拒绝护理服务，产生护患沟通障碍。

3．管理因素 医疗护理设备落后，诊疗护理条件不完善，不能满足患者的诊疗和休养要求；就诊、检查流程繁琐复杂，导致患者疲乏、焦虑；陪护探视制度不能满足患者随时需要探视的需求等，会使患者难以对护士建立起信任感，使护患沟通难以进行。

4．沟通技巧因素 护士经验不足，缺乏沟通技巧，造成护患沟通障碍。护士不良的沟通行为包括：

（1）转移话题：当患者集中精力与护士进行沟通，反应自己对疾病的真实感受时，护士随意改变话题或转移交谈重点，可能会阻止患者讲出一些有意义的信息，并失去了患者的信任。

如患者说："我真的很担心以后不能再下床，那样我活着还有什么意思？"护士说："你赶快准备好，我马上给你打针。"这种沟通方式完全改变了患者想要表达的话题，使患者感觉不被理解，有可能再也不会向护士谈及自己的内心感受，影响更深层次的沟通。更好的沟通方式中护士应该说："是的，我很理解你的心情，等打完针我们再谈这个话题好吗？"这样的回答既转变了话题，又让患者感觉到自己被理解和尊重。

（2）批判性说教：当患者的话题内容与自己的看法或内容有分歧时，就擅自评判对与错。用说教的口气指责、埋怨患者。这种沟通方式传递的信息是：患者不应该有这种想法，或他的想法和观点是错误的、不恰当的。例如急性心肌梗死病人需绝对卧床休息，患者不习惯床上排便擅自下床如厕。护士这样责备道："你怎么可以下床呢？谁让你下床的？""你怎么不听医护人员的话呢？出了危险谁负责？"类似这样的责备、教训的口吻，患者听了必然不会满意，势必影响沟通效果。

（3）虚假的安慰，不恰当的保证：为了减轻患者的焦虑，讲一些肤浅的、表面宽心的安慰话，这样的话初听起来似乎给人以鼓舞，但实际却会给人以虚假、敷衍之感。

（4）主观下结论或提出解决办法：护士缺乏耐心倾听患者讲述或自认为经验丰富，在患者讲述之初就急于主观地下结论或提供答案。结果未能获得全面信息，不但会使结论或解决方法有失正确和客观，还会妨碍患者的真情流露，使患者感到不被理解。

（5）不适当地隐瞒实情：使患者不能正确对待自己的疾病，同时也会影响患者进一步谈出自己的感受和顾虑。例如护士为了减轻尿毒症患者心理压力，这样安慰患者："别担心了，你的病会慢慢好起来的。"这样的话，即使暂时会让患者减轻压力，但最终会带来更大的失望和对医护人员的不信任。

（二）患方因素

1. 病情较重　患者病情的轻重程度是影响护患沟通的重要因素之一。一般情况下，与病情较轻或处于恢复期的患者沟通时阻碍相对少些；而对于重病患者，或由于疾病原因，或由于情绪原因，与之沟通时阻碍可能要大些。

2. 对护患双方的权利与义务缺乏了解　患者可能会错误地认为交钱就医、得到医护人员的照顾和服侍是理所应当的。片面地强调护士的义务而忽略了自己的义务。具体表现在以下两个方面：

（1）遵医行为不文明：个别患者不遵守就医规则，故意违反规章制度，不合理要求一旦遭拒或得不到满足，则表现得十分不满。

（2）缺乏医学知识：个别患者缺乏医学知识，却自以为是，不配合护士进行治疗和护理。

3. 对治疗护理效果期望值过高　患者可能会认为药到病除，对不可避免的药物副作用不能理解，甚至对预后不好的急危重症或疑难病例都不能正视。

4. 动机不纯　当花费高额医疗费或疗效不佳时，患者可能会产生不良动机，故意制造矛盾，拒付医疗费，制造所谓的护患纠纷，扰乱了正常的医疗护理程序，这种情况下也难以实现有效沟通。

第二节　治疗性沟通的基本过程

案例 11-2

刚入院的李女士

患者李女士，60岁，因乳腺癌住肿瘤科20床。护士迎接患者入病房。

护士:"阿姨您好! 我是王梅,是您的责任护士,从现在开始至您出院,由我负责您的护理,您有什么需要或问题请您随时告诉我,我也会经常看您的。"

患者:"您好,王护士,那就麻烦您了。"

护士:"阿姨您别客气,我先给您介绍病房环境吧。这是您的床,床上用物已经为您换过了,病房内有卫生间,热水房在走廊尽头,提供 24 小时热水,您打水时请注意安全,小心烫伤。食堂在这座楼的东边,您出了楼门向左拐。"

患者:"请问我什么时候能做手术? 我很担心手术能否顺利进行? "

护士:"您的主治医生会告诉您有关手术的具体事宜,过一会儿他会来看您。那您先休息,有事按床头的呼叫器,我就不打扰了。"

患者:"哦,好吧。"

问题: 1. 你认为这位护士的护患沟通恰当吗?

　　　 2. 若不恰当,你认为是沟通过程的哪个阶段需要改进?

一、准 备 期

准备期是护士与患者进行沟通时打开的第一扇大门。为收集患者病情资料、进行有效沟通奠定基础。为了使治疗性沟通能顺利开展,进入下一阶段,护士在交谈前应做好患者信息搜集、个人准备、环境的准备。

(一)沟通资料准备

在进行沟通前,护士首先要做好以下工作:

1. 明确沟通目的和特定的专业内容。

2. 获取有关患者信息,包括一般情况、健康史、身体评估、辅助检查、心理活动等内容。

3. 拟写沟通提纲,合理设计问题,以达到有效沟通的目的。

(二)护士个人准备

沟通前护士需要做好以下准备

1. 良好的仪表　护士着装整洁,精神状态饱满,面带微笑。

2. 心理准备　主要是情绪调节,使自己的情绪处于积极稳定的状态,避免将自己的不良情绪在沟通中宣泄给患者。

3. 沟通技巧和方法准备　在掌握患者有关信息的基础上,护士应准备好起始语言,也可向其他医务人员请教沟通方法和技巧。

(三)患者准备

应提前告知患者沟通的目的、内容,让患者做好准备,与患者共同商量沟通的时间和地点等。沟通前帮助患者喝水、用便器或去卫生间,取合适体位、姿势等。

(四)沟通环境准备

护士应尽量优化沟通环境,增进沟通效果。

1. 保持环境安静,关闭收音机或电视机,以避免分散注意力。

2. 避开治疗与护理时间,以避开干扰。

3. 环境隐蔽，谢绝探视，请其他人员暂时离开，使患者感到舒适和隐私安全。

二、初　始　期

初始期是沟通的开始，护患双方都希望留给对方良好的第一印象，使以后的沟通能顺利进行。

（一）初始沟通目的

通过初步沟通，给对方留下良好的第一印象，使彼此有个简单的了解并为进行实质性沟通打下良好的基础。

（二）初始沟通方法

主要沟通方法有以下几个方面。

1. 护士可向患者主动打招呼、寒暄、问候，礼貌、亲切地称呼对方。
2. 向患者说明此次沟通的目的、大约占用的时间。
3. 告知患者有什么需要可随时提出，不明白的问题可随时提问。

（三）初始沟通内容

可从一般性问题提问开始，如"王阿姨，早上好！今天感觉怎么样？""您这样躺着感觉舒服吗？"或"占用您点休息时间，我们谈谈有关您后天准备手术的事宜，您看可以吗？"当征得患者同意，双方感到自然放松时便可切入正题。如果与患者第一次交谈，还应该做自我介绍。总之，沟通的初始期应努力给患者留下良好的第一印象，这是交谈成功的重要环节。

（四）注意事项

1. 称呼得体。
2. 问候恰当。
3. 态度和蔼、自然。
4. 关系平等。
5. 适可而止。初始阶段主要是引导患者开口说话，创造融洽的氛围，为后续沟通搭桥铺路，不能无休止的启动下去，否则会影响下一阶段主题交谈的展开。

三、运　作　期

运作期是沟通主题的切入与展开的重要环节。护士要有较全面的沟通知识，且保证沟通目的明确、内容准备充分、时间安排恰当，充分发挥自己高超的专业技术，运用语言与非语言沟通技巧，协调好护患关系，使患者主动配合并参与其中，具体方法和策略如下。

（一）沟通策略灵活

根据患者的实际情况，如病情、体力、心理反应等采取不同的沟通策略，适当把握时机和尺度。引导患者主动诉说，护士可运用倾听技巧，认真聆听，全神贯注。重要问题可用核实技巧进一步核实清楚；没听清楚或患者描述不清楚的问题可用澄清或重复技巧进一步澄清；当患者悲伤、哭泣时，可用沉默或抚触技巧来安慰。总之，用适当的沟通策略鼓励患者诉说。

（二）善于运用非语言沟通

非语言沟通是通过面部表情、眼神、姿态、手势、触摸等非语言形式进行的信息交流，它常伴随着语言沟通而发生。非语言沟通更能反映一个人的真实感受，护士应特别注意自己的非语言的表达，同时要善于观察患者的非语言信息，提高护患双方的沟通效率。

（三）主题内容展开

护患治疗性沟通过程中，护士为把握好主题要做到以下几点：

1. 创造良好、融洽、和谐的沟通环境。

2. 将沟通内容分清主次，梳理好沟通程序，按沟通目的引导患者朝主题方向交谈。

3. 鼓励患者倾诉，告诉患者可毫无顾忌地将自己的真实想法、感受、需要全部诉说出来。对新出现的问题是原来没有发现的重要内容或心理问题等，可适当调整沟通主题。

4. 把握沟通内容，防止偏离主题。首先，护士的提问应紧扣主题；其次，一旦患者偏离了主题，应靠良好的应变能力和丰富的经验，及时巧妙地拉回到主题内容，这并不是不尊重患者，故意打断患者的谈话，而是为了沟通过程按原定计划顺利进行，实现沟通的目的。

（四）把握沟通时间

一旦沟通过程展开，护士要有目的搜集自己所需要的话题内容，与患者正式沟通，如询问病史、症状、体征、诊断、治疗情况等，为下一步检查、诊断、治疗、护理收集资料，而不是漫无边际地谈论患者感兴趣的话题。要紧扣主题，控制沟通时间，使沟通内容与时间相适应，恰到好处。由于沟通内容受时间限制，护士在转移话题时，如果处理不当，患者容易误解，认为护士缺乏耐心和同情心。

（五）记录及时

对沟通内容认真及时记录，充分体现真实性、实用性，与病历同时保存，具有法律效应。

四、结束期

结束期是沟通过程的最后一步，恰当巧妙的处理，会给沟通者带来美好的回忆和留恋。如果处理不当，不但会使沟通者深感不快、失望，还会影响下一次的沟通。

（一）结束时机恰当

当护患双方感到所谈的话题已尽，需要的内容已搜集完整，沟通目的已达到，沟通即将结束时，护士应主动征求患者意见，是否结束话题，结束前护士应进行适当的小结，简明扼要地总结所交谈的重点内容，核实记录的准确性；并感谢患者的配合和支持，为下次沟通打下良好基础。

（二）为下次沟通做好准备

沟通结束时护士对此次沟通进行小结、评价沟通效果后，如需以后继续沟通，应约定下次沟通的时间、内容、地点等。

以上是正式治疗性沟通的四个时期，实际上在临床工作中很多治疗性沟通过程比较简单，分期并不明确，治疗护理过程中随时沟通即可，沟通内容也很简单，有时几句话就能解决问题。因此护士在沟通时要灵活多变，因人、因事、因时、因地而异，灵活而高效地进行治疗性沟通。如果太死板，紧扣以上四期，往往会影响沟通效果。

知识链接

护患沟通的 15 个不要

1. 不要因为你知道疾病的基本过程，就理所当然地认为你了解患者的需求，否则你会给自己帮倒忙。

2. 不要在患者面前与其探视者讨论他的病情。

3. 不要使用俚语和粗俗的词语。

4. 不要使用患者不熟悉的医学专业术语。

5. 不要使用模棱两可、含糊不清、意思隐晦的词语。

6. 不要大喊、耳语、嘟囔、咕哝，以免交流无效。

7. 不要与患者发生口角，假如患者刺伤了你的自尊心，则不要当着患者的面抗辩。

8. 不要为打消患者的焦虑而说敷衍了事的安慰话，这样的反应会中断交流。

9. 不要让患者做事儿又不告诉他为什么要做和如何做。

10. 不要使用任何肢体语言或暗示以给患者传递消极的情绪。

11. 不要假装在听，这样会对患者所说的话作出不适当的反应。

12. 不要当着探视者的面暴露患者身体。

13. 不要打听患者的隐私，除非临床需要。

14. 不要说谎，哪怕是圆谎。

15. 不要在患者面前对治疗小组的医护人员评头论足。

第三节 特殊患者的治疗性沟通

案例 11-3

患有艾滋病的张先生

患者张先生，30 岁，本科生，公司职员。由于输血感染艾滋病住院治疗，住院期间，怕被别人歧视，不愿意与人接触，也不想见同事和朋友，担心传染给他们。

问题：1. 张先生的心理特点是什么？

2. 你如何与张先生进行治疗性沟通？

一、手术患者的治疗性沟通

手术是一种创伤性治疗，会给患者带来福音，也会带来躯体上的损伤，特别是心理上的创伤。初次手术者更是紧张、恐惧、焦虑、失眠等。因此，术前做好心理沟通性治疗，可减轻因手术刺激带来的生理反应和心理反应。

（一）手术前患者的治疗性沟通

1. 手术前患者的心理特点

（1）焦虑、紧张、恐惧：手术患者的共同心理特征是焦虑、紧张、恐惧、不安。他们担心手术不成功，危及生命及健康，于是吃不下、睡不着、心神不定、焦躁不安。术前的这种恐惧心理如果得不到缓解，将会影响术中的配合和术后的效果，甚至可引起并发症。

（2）反应程度：不同患者心理反应程度不一样，儿童害怕手术引起疼痛；青壮年害怕手术缺乏安全性，怀疑手术技术水平及疗效，害怕出现并发症、术后康复不良、影响生理功能等；老年人害怕手术风险及意外。有的患者甚至出现紧张性休克，有些患者进手术室前紧张过度而发生室上性心动过速，而不得不改期手术。

为此，护士要针对患者术前的心理特点做详细的疏导工作，减轻患者的心理压力，有利于保证手术的安全性，这项工作要做得有礼有节，科学可靠，措辞准确，富有教育、开导作用。

2. 与手术前患者的治疗性沟通技巧

（1）评估心理需要：对拟手术患者，护士应事先进行心理评估，耐心听取患者及家属的倾诉与要求，详细了解患者的情况，如一般身体情况、疾病诊断、治疗、手术部位、麻醉方式、患者心理状态、对手术及疼痛的认知程度，对手术成功与预后担心程度等。尤其是患者家属接受手术的程度、顾虑、要求等。了解患者的真正需要，给予适当的解释和指导，消除顾虑，减轻压力，勇敢面对手术。

（2）满足患者心理需要

1）及时向患者介绍病情，阐明手术的必要性和重要性，解释手术的安全性和疗效。复杂、疑难、危险的大手术，要慎重讨论，反复研究，选择最佳方案，让患者与家属放心。

2）提供医院手术前准备工作与手术后生活护理信息，解除患者的疑惑和焦虑。随时观察患者家属对信息的理解能力和对手术的决定能力，焦虑程度，及时进行信息沟通，纠正误解和疑虑，及时、全面、正确地理解术前各种信息。

3）现身说法，让已经接受手术、获得成功治疗的患者或同室病友介绍情况，安慰患者和家属，消除或减轻术前焦虑、恐惧心理，树立战胜疾病的信心。

4）安慰鼓励，护送患者进入手术室的过程中，注意使用肢体语言，根据患者情况，向患者介绍手术间的布局、设备，以打消患者对手术室的恐惧感和神秘感。进入手术间后，将患者扶到手术床上，轻柔地带有保护式地帮助患者摆麻醉体位，同时向患者介绍正确体位对手术、麻醉及术后并发症产生的重要性，向亲人一样爱护、安慰患者，尽力满足患者的要求。以亲切、鼓励的话语安慰患者，如"请放心，我在这陪您"等。避免使用容易引起刺激的词语，如手术失败、大出血、休克、危险、死亡等，以免给患者带来不安和心理压力，影响手术效果。

（二）手术中沟通的注意事项

手术给患者带来的心理压力是巨大的，医护人员的态度对患者心理的影响又是微妙的，礼待患者也成了医护人员工作的重要内容。手术过程中，医护人员除认真仔细地开展手术外，还应尽量避免一些无关的言谈。由于麻醉方式不同，患者的心理反应也不同。在非全身麻醉的手术中，因患者意识清楚，对医护人员的一举一动、一言一行都非常认真地体会和考虑，对器械的撞击声也非常敏感，所以参加手术的人员，要尽量做到举止沉稳，不要讲容易引起患者误会的话，如"糟了""完了""错了"等或露出惊讶、可惜、无可奈何等语气，以免患者受到不良的暗示，造成心理负担。如果术后发生一些不良情况时，患者常会把手术中听到的只言片语及当时的情景联系起来，误认为是产生问题的原因。如一位患乳腺癌的患者，术中听到护士讲"少一块纱布"，就怀疑落在了自己身体里，非常担心。术后回到病房，一直感觉刀口疼痛难忍，并几次要求重新做手术。医生再三追问原因，患者才说出术中听到的话，经过医生耐心解释，患者才放心，并感觉自己好多了。

（三）手术后患者的治疗性沟通

手术完毕，并不是治疗的终结，许多病情的变化都发生在术后，关心、重视术后患者的病情，及时发现问题，对保证患者的生命安全是十分重要的。

1. 手术后患者的心理特点

（1）焦虑烦躁：手术后伤口疼痛、身体虚弱、不敢咳嗽或深呼吸，有的患者身体带有引流管活动受限等，导致患者烦躁不安、焦虑失眠。

（2）患者角色行为强化：因术后疼痛原因，患者心理依赖增强，不愿自理，事事希望得到别人的帮助，不愿下床活动，疼痛时间延长，对刺激耐受性降低。总认为自己是患者，过分依赖别人的照顾，主观上不努力，造成患者角色行为强化。

（3）担忧抑郁：担忧手术不成功，总觉得术后有不适感，误认为手术失败，产生沮丧心理、怨恨手术医生，甚至导致心理异常、抑郁。

（4）心理缺失：某些手术会造成患者躯体或形象的改变，导致患者手术后心理问题增多。如截肢会导致患者肢体功能的障碍；女性乳房切除、男性前列腺手术等，均会导致不同程度的功能障碍或心理障碍。

2. 与手术后患者的治疗性沟通技巧

（1）信息反馈及时：及早向患者反馈手术后信息，如手术大体经过、病灶切除情况、效果等。护士以和蔼可亲的态度表扬患者战胜恐惧、配合手术、使手术圆满成功。鼓励患者继续发扬这种精神，配合病房护士做好战胜术后痛苦的护理工作等，这样亲切、礼貌的态度对刚刚手术的患者是极大的安慰和鼓励。

（2）帮助解除伤痛：由于手术部位、大小、方法不同，个体差异，疼痛阈值大小、既往经验、主观感受、对疼痛的耐受性表现程度不一。有的对疼痛比较敏感，表现出难以忍受、痛苦不堪、情绪失控、焦躁不安、甚至用头撞墙等。护理这种剧烈疼痛的患者，要想办法镇痛，可根据医嘱给予镇痛药；如果患者起来活动或咳嗽时可协助患者按压手术部位，以减轻疼痛，防止患者担心伤口撕裂的顾虑；指导患者用自我暗示疗法，让患者认识到手术后疼痛是正常现象，鼓励患者坚强；分散患者注意力，如播放音乐、讲笑话、看电视等。

（3）加强手术后指导：术后者适当活动对病情的恢复是很重要的，护士应正确地指导手术后患者的活动，如鼓励肺部手术后的患者多咳嗽，咳出痰液，以保证呼吸道通畅；腹部手术后的患者要适当活动，预防肠粘连，促进康复；骨科手术后的患者要保持功能位，加强功能锻炼；颈部手术后的患者要防止大出血、影响呼吸等。这些工作不仅需要护理人员的口头嘱咐，还需要他们在具体操作上给予患者示范指导，协助患者活动。不仅把关爱之情溢于言表，还应付诸行动，使患者得到切实的优质服务。

二、传染病患者的治疗性沟通

传染病患者可通过呼吸道或伤口的分泌物、消化道的排泄物、污染的食物及水源等直接或间接地传给他人，影响他人的健康。一旦患者被确定为传染病，不但要饱尝疾病的痛苦折磨，还要与外界进行隔离，谢绝探视，与家人和朋友难以见面。孤独感和自卑感特别强，出现复杂的心理反应。

（一）传染病患者的心理特点

1. 孤独自卑　一旦传染病患者被确诊，尤其是被隔离后，限制了与外界的接触，自卑、恐惧、孤独心理特别强，自我价值感突然降低，认为自己让人反感、令人讨厌，是使人望而却步的人，连亲戚朋友都故意疏远。尤其是烈性传染病单独隔离后更是恐惧，认为自己是个瘟神，人人见了害怕，生命也不会长久。恐惧孤独、自卑心理融为一体，如"SARS"患者。

2. 隐瞒病情　害怕别人知道自己患了传染病后讨厌、歧视自己，想方设法故意隐瞒实际疾病与病情，将重病说成轻病，将传染病说成一般常见病。如将病毒性肝炎说成"胆囊炎"，将肺结核说成"气管炎"等。

3. 埋怨自责　患病后产生愤懑情绪，总是自责平时不注意、不好意思拒绝已患传染病的亲朋好友，怨恨自己虚荣心太强，好面子，埋怨别人将疾病传给自己。整天怨天尤人，自认倒霉，情绪失控，迁怒他人，无缘无故发脾气。

（二）与传染病患者的治疗性沟通技巧

1. 做好健康宣教和指导　帮助患者提高对传染病的科学认识，告诉患者传染病在传染期是有传染性的，必须隔离治疗。目的是防止传播和流行。隔离期间患者深感孤独、自卑，护士要及时进行宣传教育，告诉隔离的目的及意义，近期治疗效果。指导隔离期间的生活和治疗，多沟通、多关心患者，消除其孤独、自卑心理。鼓励患者积极配合治疗，及早解除隔离，恢复正常生活。

2. 树立战胜疾病的信心　长期慢性传染病患者，病程长、治愈困难，容易遗留后遗症。患者非常关注自己的预后，容易悲观失望、敏感多疑等，四处搜集疾病信息，到处打听治疗方法。护士应针对患者这种心理状态，及时提供患者的病情信息、治疗方案及治疗效果，消除患者的不安心理。

3. 帮助消除心理创伤　对隐瞒患病实情者要及时给予心理指导，告诉患者无需隐瞒疾病情况，患病是实情，不随人所愿，只是暂时而已，应面对现实，待疾病康复，解除隔离，没有传染性时，跟正常人一样上班、生活，众人也不会躲避。对埋怨、自责的患者，要及时进行教育，告诉患者患病是多种原因造成的，并非某人、某事引起。多数是自身抵抗力下降、免疫力低下，环境有传染源，或通过一些途径传播的。一旦患上也不能认为自己是倒霉，只要明确诊断，就现在的医疗技术而言，多数传染病是能攻克的，只要配合治疗和护理，很快会康复的。

三、急诊患者的治疗性沟通

急诊患者特点主要是起病急、病情重、急需抢救处理，多数患者因痛苦万分缺乏沟通的能力，家属心急如焚，使急诊护患沟通突显出不同于其他学科的沟通特点。

（一）急诊患者的心理特点

1. 焦虑和恐惧　由于起病突然（如各种外伤、大出血、剧烈疼痛等），患者往往缺乏心理准备，对突如其来的病情感到非常恐惧，惧怕死亡，惧怕由于疾病而失去原有的正常生活，害怕诊断不准确而被贻误等。

2. 紧张和渴求　因为起病急或慢性病急性发作，患者往往对疾病症状反应非常敏感，内心很紧张，有的痛苦呻吟，有的辗转不安，有的患者病情不十分严重也哭叫连天，其目的是想引起医护人员的重视，以求得到最好的治疗护理。

3．急躁和冲动　急诊患者情绪多不稳定，主要表现为急躁，他们希望自己的病情在经过短暂治疗后即刻好转，对疾病的转归过程总觉得太慢，稍不顺心就大吵大闹。如急性腹痛患者在未明确诊断前不能随便使用止痛药，这类患者情绪就变得急躁，容易激动。

（二）与急诊患者的治疗性沟通技巧

1．"快"—由急诊患者的时间性决定的　急诊患者来院时间短，病情危重，护士必须始终保持在应急状态，随时要投入急诊救治工作。

（1）态度积极主动：急诊护士必须克服"时间紧迫，沟不沟通无关紧要"的错误思想，建立主动沟通的意识。当听到救护车声响或急诊患者送入抢救室时，应该主动迎上去，立即建立沟通，表现出对患者的重视，使患者感到自己处于被人尊重和重视的地位，从而获得安全感。在沟通的同时要解决好患者不适的原因：体位、保暖、疼痛、保护隐私等，使患者在相对比较轻松的状态下开始交流。

（2）方法简便、实用：急诊患者需要紧急救治，时间宝贵。因此，留给护理人员的时间特别是沟通时间十分有限，应以尽量少的时间来了解患者目前存在的问题，尽量运用简便、实用的方式来达到沟通目的。专心听取患者主诉，不要任意打断，以免漏掉有价值的客观资料。注意语言简洁、实用，用词妥帖准确，切忌拖沓、漫无边际。有效控制交流范围，不谈及与本次急救无关的细节问题。

（3）程序有条不紊：积极有效地救治是急诊科良好沟通的基础。必须坚持"边操作边沟通，快操作快沟通"的原则，护理人员应表现得胸有成竹、配合默契、团结一致。不可无计划地反复接触患者。在抢救过程中不能无故摇头、皱眉、叹气等向患者传递消极信息。与患者谈论隐私时，要注意周围环境，表情应严肃，切忌慌张、高声呼喊。严禁谈论或议论与抢救无关的事情。最好不要在患者面前详谈病情，以免进一步加剧患者的不安全感。劝家属及旁人不要围观，以免现场人多，影响抢救，又增加污染机会。

2．"爱"—由急诊患者的危重性决定的　由于急诊患者大多病情危重，患者及家属对疾病的症状反映强烈，情绪不稳定，护理人员应以高度的同情心去理解患者，能将心比心的换位思考；以高度的耐心去接受患者及家属，对焦虑、惊慌、易激动的患者或家属，采取"冷处理"的方法；以高度的宽容心去接待每一位患者，即使是一些所谓的"异类"和"边缘"人群，如罪犯、同性恋、吸毒人员等，也要对他们一视同仁。

3．"变"—由急诊患者的复杂性决定的　急诊沟通时应该充分考虑到疾病差异、心理差异、文化差异等，在原则范围内灵活变通，尽量提供人性化沟通、因人沟通、因需沟通，如遇到酗酒后的患者情绪激动、有过激行为或与医护人员发生纠纷时，当事人应尽量回避，以免事态激化；如有伤害行为，应立即报告医院保卫科或求助"110"；对自杀患者应了解自杀原因，耐心开导。有些患者与家属或同事发生矛盾，在询问病史时不愿有陪伴在场，可劝其陪伴离开，有的放矢地进行抢救和护理操作。

4．"防"—由急诊患者的社会性决定的　将有关部门统计，在急诊环节发生的医疗纠纷，占医院医疗纠纷的40%以上。因此，在沟通中加强自我保护、增强防范意识。做到：①慎言：要充分认识到急诊沟通的"高风险性"，不断加强和训练适合急救的常用语和忌语，力争形成规范化、程序化的语言沟通系统。如遇电话求救，但医院因特殊情况不能出诊或需延迟出诊时，要言语明确，切忌含糊。②慎行：要合理周全安排急救过程，从技术上做好保证，分清轻重缓急，如需患者做某项检查，要想到检查途中的安全问题。

四、危重患者的治疗性沟通

危重病患者由于其疾病的病理生理改变复杂，其生理变化也是非常复杂的。有的悲观、有的期盼、有的幻想、有的观望等。他们共有的心理是期望病魔能消除，身体恢复健康或延长生命。他们复杂的心理需要护士首先掌握，然后根据不同的心理需求，进行有针对性的心理护理才能奏效。

（一）患者的心理特点

病人因病情重，需要特殊的监护和护理，身边是各种监护及治疗设备，医护人员为抢救病人不停地忙碌着，采用连续性的各种监护手段、各项检查及治疗措施。这种紧张氛围，无形之中给患者造成不同程度的精神压力，表现为恐惧、紧张、焦虑、烦躁不安。如急性心肌梗死、频发心绞痛、严重心律失常、重症肝炎、脑卒中，以及腹部、心脏、脑部手术的病人，在规定的治疗期间内需要绝对卧床休息。病人因被迫卧床，吃喝拉撒均在病床上，有的需插导尿管留置导尿，加上持续或间断的病痛刺激，会使病人产生程度不同的心理障碍，极易引起不同的精神症状。需要护士应用沟通技巧，灵活对于此类病人沟通。

（二）与危重患者的治疗性沟通技巧

1. 设身处地地为病人着想，理解病人的感受、体谅病人　病情重的病人在心理上也承受着巨大的压力。医护人员应以高度的责任感和同情心，并以敏锐的观察力，从病人的言谈举止及情绪的微小变化中去发现他们内心的活动。例如：手术后进入 ICU 的患者，护理人员首先应向患者告知手术已结束，现在在 ICU 监护，家人都在监护室外面等着他。为了让他在手术后得到专业医护人员的照顾、全面地进行监护、好好地休息，监护室不允许家属陪伴，但每天有定时的探视时间，医护人员会向家属介绍病情，护理人员也会及时满足患者的需要。在进行各项护理操作（如吸痰、气管内滴药、停用呼吸机等）前向患者解释并告知可能造成的不适，以取得患者的理解和配合，也密切了护患关系。

2. 尊重病人的人格，维护病人的权利　尊重患者是互换交流的前提，要达到患者满意，必须重视患者的感受。尽可能减少病人裸露的次数和时间，给病人换药、更衣、导尿、灌肠、协助排便时要注意遮挡，对病人提出的要求要合理解释。

3. 对病人的需要及时作出反应　护士在做好各项监测工作的同时，也要密切观察患者的面部表情、身体姿势、眼神等，体察和揣摩患者的需要，先解决患者迫切所需。如及时吸痰、翻身、清醒后及时解除约束、做好生活护理等，不但可使患者处于最佳舒适状态，而且可减少并发症的发生。

4. 封闭式提问　封闭式提问是将病人的应答限制在特定范围内的一种提问，病人回答问题时，选择范围很小，有的只要求回答"是"或"不是"，如"您今天刀口还痛吗？"回答为"痛或不痛"；"您的腹部是哪里痛？"回答为"某某部位"，或用手指指向该部位。病人能迅速、准确地作出回答，效率较高，护士能迅速获得所需要的信息，节省时间。

五、肿瘤患者的治疗性沟通

肿瘤患者，特别是恶性肿瘤患者，心理是非常复杂的。有的悲观、有的期盼、有的幻想、有的观望等。他们共有的心理是期望病魔能消除，身体恢复健康或延长生命。他们复杂的心理需要护士首先掌握，然后根据不同的心理需求进行有针对性的心理护理才能奏效。

（一）肿瘤患者的心理特点

1. 发现阶段的幻想心理　肿瘤的发现往往是在正常体检或没有注意的情况下偶尔发现，患者往往一下子懵了，从心理上难以接受，表现为惊讶、焦虑、恐惧、幻想、否认、矛盾等，非常复杂。他们四处求医、多处奔波，在多家医院、医生之间进行检查、诊断、求证，希望是误诊，还幻想着奇迹出现，对生命抱有很大希望。

2. 确诊阶段的复杂心理　这一阶段的恶性肿瘤患者，会出现以下不同阶段的心理反应。

（1）震惊、恐惧：恶性肿瘤的确诊，患者首先是感到震惊，感觉被判了死刑，脑子一片空白，不敢多想。而后是恐惧，一是怕生命如此脆弱、短暂、不堪一击，二是将要面临癌症的痛苦，不敢想象其结局，也不愿意想下去。

（2）怀疑、否认：当患者震惊、激动阶段过后，平静下来认真思考，开始怀疑诊断的准确性。于是想极力否认其诊断。这一阶段，患者的否认心理实际是一种自我防卫反应，可预防患者因恶性肿瘤诊断对自己身心造成的紧张和痛苦，有的甚至到死亡之前还是这种否认心理。在这种状态下，患者时而紧张，坐卧不宁，时而平静，木呆，不知所措。

（3）愤怒、自卑：多处、多次的医疗诊断，加之自己某些症状和体征的逐渐出现，许多事实证明患病已是事实，不可否认。于是患者变得非常愤怒，爱发火，对人对事均不满，有攻击性行为，谩骂、摔东西。情绪失控时易伤人，安静时悲伤、沮丧、绝望、轻生等，体力及精力消耗不堪。

（4）适应、接受：经过一段时间的痛苦挣扎，情绪慢慢平静下来。患者不得不痛苦地接受现实，逐渐适应。表现为痛苦、抑郁、哭泣、悲伤，这种情绪可伴随整个病程。

3. 治疗阶段的痛苦心理　一阶段患者的心理处于痛苦时期，既要接受手术带来的创伤与痛苦，又要承受放疗及化疗带来的痛苦。手术前的心理压力、手术后的结果均会给患者带来不同的心理感受。手术结果良好者心理压力会减轻，否则更加沉重。化疗与放疗带来的不良反应及毒副作用，如恶心、呕吐、脱发、疼痛等都会增加患者的痛苦。

（二）与肿瘤患者的治疗性沟通技巧

1. 发现阶段　患者处于幻想期，希望不被确诊，这种想法对患者来说是有好处的，护士最好不要揭穿患者的这种保护性心理，鼓励患者及早明确诊断，为早期治疗赢得时间。要教育患者正确对待，保持良好心态，积极治疗，癌症是可以治疗的，有的可以治愈，即使不能痊愈也可延长生命。只要心理坚强，肿瘤疾病并非那么可怕，护士应帮助患者尽快树立战胜疾病的信心，重新燃起生命的希望。

2. 确诊阶段　恶性肿瘤已被确诊，医护人员及家属均担心患者知道真相后，往往会受不了打击，而悲伤、痛苦、自杀、对生活失去信心。确诊后如何告诉患者，是医护人员与家属面临的难题。能否告诉患者，要根据患者对癌症诊断的认知程度决定，对能接受诊断的患者，可进行癌症知识教育，为患者做好充分的调试和心理准备。选择适当的时间、地点，慎重地告诉患者并指导患者明确诊断是件好事，可以为治疗争取更多的时间，否则会耽误治疗。对心理脆弱难以接受诊断的患者，不能盲目地将诊断结果告诉患者，必要时，征求家属的意见是否告诉患者真相，如果不告诉患者真实结果，护士要与家属共同商量，用统一的口径，统一陈述内容告诉患者，否则容易引起患者的怀疑。让患者在不知情的情况下接受治疗也是一种保护措施。

3. 治疗阶段　要加强心理疏导，特别是进行手术、化疗、放疗的患者，护士应提前进行教育，做好心理指导。如患者手术前的准备、术中配合、术后注意事项等，让患者在接受手术前就有充分的心理准备。对进行化疗、放疗的患者，可提前告诉患者治疗后恶心、呕吐的不良反应，现在的药物控制恶心与呕吐效果很好，不适感会减轻。如果有脱发者可准备好假发。总之，不能让癌症患者过于痛苦、悲伤，减轻患者的痛苦是护士的责任，应教育患者更加珍惜有限的生命，生活得更加幸福。

第四节　与特殊情绪状态下患者的沟通

案例 11-4

沮丧的王女士

患者王女士，40 岁，1 月前因乳腺癌进行手术。术后一般情况良好，但近 1 周来，该患者表现得情绪低落，常常哭泣，担心自己时日不多，对生存悲观失望。觉得失去乳房会遭人耻笑，认为自己不完整了，活着没意义。

问题：1. 王女士目前主要的情绪问题是什么？
　　　2. 如何与王女士进行沟通？

一、与愤怒患者的沟通

（一）愤怒患者的表现

在临床护理工作中，当有些患者因突然患病或遭遇突发事件而难以承受此挫折时，会议愤怒的方式来发泄自己的不满情绪。表现为稍有不满就大发脾气，出现一些过激行为，如拒绝治疗、大声喊叫、拔掉输液管或破坏治疗护理仪器等，甚至愤怒地指责护理人员，或不断地让护士立刻为他提供各种检查护理。

（二）与愤怒患者的治疗性沟通技巧

1. 安慰患者　当患者愤怒时，护理人员千万不能以愤怒回应，应先安慰患者，保持冷静，进行劝说，例如"您先别生气，我相信会有很好的解决办法的""生气不利于您身体康复"等。待患者心平气和后，再讨论存在的问题，分析患者生气的原因，解释并消除误会，并采取有效措施。在不违反原则的前提下，尽量使患者满意；如果患者觉得自己也有不对的地方，则应表示不会介意此事。

2. 换位思考　护士站在患者的角度想问题，理解患者的需求与不满。例如"假如这个患者是我，或假如这个患者是我的家人。"若能换位思考，对患者反映的问题则会及时给予协调解决。如确实因工作忙不能及时满足患者的要求，可以先做解释工作，请患者谅解，然后尽早给予协调解决，避免护患冲突的发生。

3. 转移法　有些患者的不满情绪并非真正指向护士，而却把不满发泄给护士，此时护士不要与患者直接对抗，可把患者的不满淡化转移。例如患者说"你们什么破食堂，饭菜这么难吃。"护士可这样转移患者的不满，"您的要求我会向食堂反映的，感谢您提出的问题。"

4. 协助法　当护患矛盾已经发生时，其他护理人员不应旁观，应立即上前，妥善处理已经发生的矛盾。可先请当事护士暂时回避，减轻当事人与患者的正面冲突，然后代其道歉并耐心听患者把话说完，了解患者要求的合理性，协助解决患者的困难，帮助化解矛盾和误会。如纠纷呈上升趋势时，应及时请护士长或其他领导出面调解解决。

二、与亢奋患者的沟通

（一）亢奋患者的表现

亢奋患者往往显得非常喜悦情绪高涨，说话口若悬河，滔滔不绝，别人没有插话的余地，患者动作快速、敏捷。特别是在人多的场合更是活跃，情绪兴奋、躁动不安，但患者的行为均无目的。

（二）与亢进患者的治疗性沟通技巧

1. 以中立的态度应对有夸大言辞的患者　当患者极其幽默、有夸大言辞时，护士最好以中立的态度应对，注意转移其话题。若此时听他高谈阔论并与之附和，则容易造成患者更加兴奋。患者有夸大妄想时，不应讥笑或泼冷水，避免引起无益的争论。

2. 理解有心理包袱的患者　很多亢奋患者本身可能背负沉重的心理包袱，因此护士要给予充分的理解，不要对其进行思想道德上的"诋毁"，要用温和、友善的语言进行沟通，而非谴责患者。

3. 组织适当的公益活动　把患者组织起来，开展有益于身心健康的公益活动，不但可以使患者的生活丰富多彩，起到镇静作用，也便于管理及观察，并可帮助患者建立规律的生活制度，促进病情的恢复。例如：应用适合患者的音乐形式进行沟通治疗。音乐是一种特殊的沟通语言，能使人的情绪产生变化。他可使消沉的情绪变为积极；相反，也可使高涨的情绪变为平稳、柔和。当患者亢进时可选用乐曲《流水》《汉宫秋月》等民族传统乐曲以及贝多芬的《月光奏鸣曲》、肖邦的《e小调第一钢琴协奏曲》、舒伯特的《第六交响乐曲》等。

三、与烦躁患者的沟通

（一）烦躁患者的表现

烦躁患者一般具有广泛性的焦虑表征，表现为没有客观对象和具体内容的提心吊胆和惊恐不安，因注意力分散表现为小动作增多、东张西望、坐立不安，乃至捶胸顿足，易激惹，对外界缺乏兴趣。常伴有躯体不适感。患者根本的内心体验是害怕，如七上八下、胆战心惊，乃至极度恐慌，可能会有一种立刻就要虚脱、昏倒的感觉，这种情绪意味着某种威胁或危机即将到来。

（二）与烦躁患者的治疗性沟通技巧

1. 表达关怀和尊重　护士要考虑到烦躁情绪状态的患者是需要被尊重、被关心的群体，他们经常以要求的姿态或以讨价还价的方式提出需要，有时爱说些粗俗的、挑拨的言语。护士面对这样的病人，应以平静温和、诚恳稳重以及坚定的态度，使患者慢慢降低焦虑，增加安全感。与病人的谈话应注意到语气温和、语调平缓、直接回答患者的问题。冗长的说理或大声命令的口吻，患者不但没有耐心听下去，反而觉得护理人员不友善，非但无法达到目的，反倒可能造成争辩或不安，以及出现攻击性行为。

2．耐心倾听，鼓励表达　护患沟通中，护士应耐心倾听，鼓励患者以口头语言方式表达内在的焦虑。患者叙述过程就是宣泄过程，有助于缓解焦虑和烦躁的情绪，有助于使患者认识到自己的问题，从而寻求解决问题的方法。护士在倾听患者叙述的过程中，要注意分析患者焦虑和烦躁情绪的症结所在，帮助患者寻找解决问题的途径。与此同时，还应运用非语言沟通技术传达关怀，让患者感到护士愿意与他共同面对焦虑和烦躁，而使患者感受到关怀和支持。

3．谨慎对待患者的要求

（1）限制：病人过分且提出无理要求时，以诚恳的态度给予适当的限制或拒绝。

（2）拖延：对病人所提供的信息不确定或要求次数过多时，护理人员应保持中立，不立刻作答，由于病人持续度很低，常常过一段时间后便不坚持或忘记了。但拖延期间，仍应保持对病人的关怀与接受，不对其无理的部分提出批评，或可视其需要，在适当的范围内转向其他方面，使其获得满足。

（3）给予满足或部分满足：病人的要求如合理应给予满足。但假如要求过度，双方共同协商，只给部分的满足。

四、与沮丧患者的沟通

（一）沮丧患者的表现

沮丧患者主要是多种原因（如长期的疾病折磨，长期治疗而疗效不佳，病情加重等）引起了情绪不稳定。沮丧的患者情绪低落，常表现为悲伤失望、冷漠孤独、到处诉说痛苦、为小事而伤心哭泣、愿意自己独处或希望有一个自己信任及喜欢的人留在身边。

（二）与沮丧患者的治疗性沟通技巧

1．耐心倾听，真诚理解　在沟通过程中，护士应耐心倾听，敏锐观察，通过患者的表情、动作、语态等非语言行为，了解患者所表述的内容。真诚地理解、体会患者的内心感受，并鼓励患者充分表达自己的想法和感受。

2．疏导宣泄，引导交谈　沮丧患者多哀怨，谈到伤心事往往会痛哭流涕。实际上，哭泣是一种健康的、有帮助的反应。所以，如果一个人想哭的时候，让他自由宣泄是很重要的。护士切勿要求患者停止哭泣，应允许患者用哭泣的方式将心中的哀怨发泄出来；并应用鼓励发泄、倾听、同理心、沉默、触摸等技巧对患者表示理解、关心及支持，尽可能地陪伴在患者身边。待患者哭泣停止、情绪平稳后，应鼓励患者说出沮丧或流泪的原因并倾听。允许患者独处，如果患者表达想独自安静的呆一会儿，应给他们提供适当的环境。患者通过交谈，解除心中的积怨，疏导忧伤和苦闷，病情往往因此而有很大的改善。

五、与抑郁患者的沟通

（一）抑郁患者的表现

抑郁是一种消极的情绪反应，与丧失和预期丧失有关。其表现为：活动下降，语言减少，语速减慢，回避他人，兴趣减退，悲观失望，精神疲惫，睡眠障碍；消极的自我意识，自我评价下降，自信心丧失，有自卑感及无用感，有严重自杀倾向等。

（二）与抑郁患者的治疗性沟通技巧

1. 重在关爱　与患者建立关系初期，护士可使用非语言沟通的方式，如身体微微前倾、面带笑容，拍拍肩膀，偶尔触摸患者的肢体，当患者在说话时表示努力在倾听，注意不要催促患者回答，让患者有安全感。沟通时，鼓励并协助患者谈论他的想法和感觉，使他感到被重视，提高自我价值感。护士以友善、真诚、了解的态度，但不要过分地同情，否则会增加患者的抑郁情绪，只要表示接受的态度即可。

2. 语言明了　沟通时应语言简短、温柔，必要时多重复几次，同时对患者的反应及时给予回应。谈话中勿沉默太久，话勿太多太快，勿太大声或太急，鼓励患者继续说下去。沟通时的问话避免只有回答"是"或"不是"等，可以改为积极、肯定的问法，如不要问"你要不要去功能锻炼？"而改为"现在是功能锻炼的时间，你和病友们一起去功能锻炼吧！"

3. 减轻压力　对抑郁状态的患者，当患者沉默不语、独居一处时，护士可默默地陪伴患者一段时间，然后轻声的告诉患者："我看到你一个人坐在这里很久了，好像有很多心事的样子，你愿意告诉我你在想什么吗？"这样可以引导、鼓励患者说出自己的病情，或启发患者讲出内心的感受。但长时间的沉默会被患者理解成拒绝，令患者产生困惑而有距离感。抑郁症状严重时，应以支持、安慰为主，避免过多鼓励，尤其避免要求患者依靠自己的力量战胜疾病。

4. 启发鼓励　要很好地与患者沟通，必须尽量启发和鼓励患者讲话。启发和鼓励患者讲话包括直接的方法和间接的方法。所谓间接的方法就是借题发挥，不要直接问问题，可以先从日常生活或与大家无关的话题谈起。比如在与患者一起看电视时，就可以和患者谈电视节目的内容，引导患者谈话，这是间接方法。所谓直接方法就是现在发生了什么事情就借这个事情展开讨论，尽量让患者讲话，启发患者提高语言表达能力，帮助患者解决一些心理问题。

思 考 题

1. 什么是治疗性沟通？治疗性沟通有哪些作用？治疗性沟通的基本过程包括哪几个阶段？
2. 与急诊患者进行治疗性沟通有何技巧？
3. 如何与肿瘤患者进行治疗性沟通？
4. 怎样与愤怒患者和沮丧患者进行治疗性沟通？
5. 如何与抑郁患者和亢奋患者进行治疗性沟通？

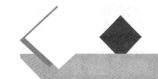

实　训

治疗性沟通能力训练

训　练　一

1．内容　乳腺癌患者术前治疗性沟通。

2．目的　充分理解治疗性沟通的含义，掌握治疗性沟通的方法和步骤，在护理工作中学会用自己的专业知识为患者提供健康服务，满足患者的需要，以达到促进健康的作用。

3．准备

（1）环境准备：整洁、安静、温湿度适宜。

（2）用物准备

1）场地：模拟病房。

2）道具：护理病案。

刘某，女性，64岁，工人，已退休。因乳腺癌住院手术治疗。确定手术时间后，责任护士与患者进行术前治疗性沟通，你作为责任护士，如何与患者沟通？

（3）学生准备

1）按护士标准着装。

2）课前预习本期实训课的内容。

4．方法与过程

（1）教师首先对病案内容进行分析讲解，然后将同学分成若干实践组和评议组，每组4～6人。

（2）实践组学生进行角色扮演，评议组进行评议。

（3）实践组和评议组互换角色扮演，原实践组进行评议。

（4）角色分配：护士、患者、患者家属。

（5）设计场景，实践病案内容。

5．评价

（1）沟通前是否了解患者的心理需要及患者一般身体状况？

（2）是否向患者解释手术的必要性，告知术前准备工作和术后生活护理信息？

（3）是否有礼貌地称呼对方，气氛和谐，使患者确实感到护士在关心自己？

（4）交谈是否坚持以患者为中心，针对患者提出的问题给予及时答复和讲解？

（5）交谈结束时间是否合适，是否对患者表示感谢？

训　练　二

1．内容　与感染艾滋病而沮丧患者的治疗性沟通。

2．目的　充分理解治疗性沟通的含义，掌握治疗性沟通的方法和步骤，在护理工作中学会用自己的专业知识和所学的沟通技巧为患者提供健康服务，满足患者的身心需要，以达到促进健康的作用，提高生活质量的目的。

　3．准备

（1）环境准备：整洁、安静、温湿度适宜。

（2）用物准备

1）场地：模拟病房。

2）道具：护理病案。

患者杜某，女，30岁，产后因失血过多输血，不幸感染了艾滋病病毒，从此亲朋好友都像躲瘟疫一样回避她。原来活泼开朗的她也变得越来越沉默、敏感、多疑，常偷偷地抹眼泪。你作为责任护士，如何与患者沟通？

（3）学生准备

1）按护士标准着装。

2）课前预习本期实训课的内容。

　4．方法与过程

（1）教师首先对病案内容进行分析讲解，然后将同学分成若干实践组和评议组，每组4～6人。

（2）实践组学生进行角色扮演，评议组进行评议。

（3）实践组和评议组互换角色扮演，原实践组进行评议。

（4）角色分配：护士、患者、患者家属。

（5）设计场景，实践病案内容。

　5．评价

（1）沟通前是否了解患者的心理需要给予正确引导？

（2）是否有礼貌地称呼对方，气氛和谐，使患者确实感到护士在关心自己？

（3）交谈是否坚持以患者为中心，针对患者提出的问题给予及时答复和讲解？

（4）交谈结束时间是否合适，患者是否有所收获？

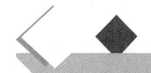

参考文献

高燕. 2007. 护理礼仪与人际沟通. 北京：高等教育出版社.

侯永利，付元秀. 2009. 人际沟通. 北京：第四军医大学出版社.

黄建萍. 2012. 临床护理礼仪. 北京：人民军医出版社.

赖晓琴. 2008. 护理礼仪. 南昌：江西科学技术出版社.

李怀睿. 2012. 人际沟通. 北京：军事医学科学出版社.

雷容丹. 2011. 护理礼仪与人际沟通. 北京：中医药科技出版社.

内蒙古自治区教学研究室. 2009. 生命教育. 北京：首都师范大学出版社.

单伟颖. 2011. 医护礼仪. 郑州：郑州大学出版社.

史瑞芬. 2013. 护理人际学. 第4版. 北京：人民军医出版社.

王春雷. 2014. 护理礼仪与人际沟通. 济南：山东人民出版社.

王凤荣. 2013. 护理礼仪与人际沟通. 北京：北京大学医学出版社.

王燕. 2013. 护理礼仪与人际沟通. 北京：人民军医出版社.

王颖，等. 2012. 医护礼仪与形体训练. 北京：科学出版社.

王玉强. 2005. 智慧背囊. 海口：南方出版社.

张书全. 2008. 人际沟通. 北京：人民卫生出版社.

张志钢，刘冬梅. 2015. 人际沟通. 北京：人民卫生出版社.

郑弘，雍磊，唐志宏，等. 2014. 人际沟通学. 天津：天津教育出版社.

医护礼仪与人际沟通教学大纲

	了解	熟悉	掌握	理论学时	实训学时	合计	编者
上篇　护理礼仪							
第一章　绪论				3		3	冀洪峡
第一节　概述	√						
第二节　礼仪的原则和特点			√				
第三节　学习礼仪的意义	√						
第二章　护理礼仪与修养				4		4	刘慧霞
第一节　护理礼仪概述		√					
第二节　护理礼仪的特征与作用			√				
第三节　护理礼仪的修养与意义	√						
第三章　护士的仪表礼仪			√	2		4	陈雪霞
第一节　护士的仪容礼仪							杨佼佼
第二节　护士着装礼仪			√	2			
第四章　护士的仪态礼仪			√	2	2（护士举止）	4	陈雪霞
第一节　表情							杨佼佼
第二节　举止							
第五章　护士的交际礼仪	√			4	2（面试）	6	陈雪霞
第一节　见面礼仪							杨佼佼
第二节　电话礼仪							
第三节　面试礼仪							
第四节　乘车礼仪							
第六章　护理工作礼仪			√	2	2	20	付佳
第一节　门诊护士工作礼仪							
第二节　急诊护士工作礼仪			√	2	2		
第三节　病房护士工作礼仪			√	2	6（儿童患者、老年患者、孕产妇）		
第四节　手术室护士工作礼仪	√			2	2（操作礼仪）		
第五节　护理操作礼仪							
下篇　人际沟通							
第七章　护理人际沟通相关理论				4		4	王艳军
第一节　沟通概述		√					

续表

	了解	熟悉	掌握	理论学时	实训学时	合计	编者
第二节　人际沟通理论			√				
第三节　护理工作中的人际沟通			√				
第八章　语言沟通在护理工作中的应用				4		4	陈皓月
第一节　语言沟通概述		√					
第二节　交谈概述与交谈技巧			√				
第三节　护理人员工作中的语言修养及应用			√				
第四节　语言沟通中的演说与书面表达	√						
第九章　非语言沟通在护理工作中的应用				4		4	
第一节　非语言沟通概述	√						
第二节　非语言沟通的形式			√				
第三节　非语言沟通的策略			√				
第十章　护理工作中的人际沟通						4	王艳
第一节　护理人员与患者之间的人际沟通			√	2			
第二节　护理人员与患者家属的人际沟通			√	1			
第三节　护理人员与医院其他工作人员的人际沟通			√	1			
第十一章　治疗性沟通				4	3治疗性沟通能力训练	7	李锐
第一节　治疗性沟通的概述			√				
第二节　治疗性沟通的基本过程			√				
第三节　特殊患者的治疗性沟通			√				
第四节　与特殊情绪状态下患者的沟通			√				
机动				6		6	
总学时				51		70	